神经系统常见疾病问答

主 编　刘伟丽　樊双义　周染云

科学出版社

北京

内 容 简 介

　　本书介绍了中枢神经系统疾病、脑血管疾病、周围神经系统疾病、中毒相关神经系统损害疾病、神经系统其他常见疾病、神经系统疾病常见症状、神经系统疾病的检查、神经系统疾病常见并发症等内容。全书语言简洁、通俗易懂，便于理解和掌握，可帮助基层医务人员快速查阅神经系统常见疾病的治疗和康复方法。

图书在版编目（CIP）数据

神经系统常见疾病问答 / 刘伟丽，樊双义，周染云主编 . —北京： 科学出版社， 2018.3
ISBN 978-7-03-057058-1

Ⅰ . ①神… Ⅱ . ①刘… ②樊… ③周… Ⅲ . ①神经系统疾病－常见病－诊疗－问题解答 Ⅳ . ① R741-44

中国版本图书馆 CIP 数据核字（2018）第 056506 号

责任编辑：李　玫 / 责任校对：张小霞
责任印制：赵　博 / 封面设计：吴朝洪

科 学 出 版 社 出版
北京东黄城根北街 16 号
邮政编码：100717
http://www.sciencep.com

天津市新科印刷有限公司 印刷
科学出版社发行　各地新华书店经销
*

2018 年 3 月第　一　版　开本：720×1000 1/16
2018 年 3 月第一次印刷　印张：9 1/4
字数：165 000

定价：35.00 元
（如有印装质量问题，我社负责调换）

《神经系统常见疾病问答》
编写人员

主　编　刘伟丽　樊双义　周染云

副主编　李志方　孙彬彬　刘力学　王　荟

编　者　（按姓氏笔画排序）

王　荟　兰　娟　刘　琦　刘力学

刘伟丽　刘宇佳　刘翠翠　许平英

孙彬彬　李志方　杨　帆　杨亚婷

吴　琼　吴雪梅　吴婉璐　张乐石

果莹莹　周染云　姚　欣　郭万申

郭菅瑾　彭静雅　樊双义　颜荷花

前言

随着医学的迅速发展和生活水平的提高，人们对神经系统疾病的预防、治疗、护理、保健的要求越来越高。为了更好地满足医护人员对神经系统常见疾病的基本知识和相关技能的了解与掌握，以及非医护人员对神经系统知识的渴求，我们编写了《神经系统常见疾病问答》。本书在选题方面，结合理论与实践，对神经内科常见疾病的基本概况、治疗、护理、预防、康复的相关知识以问答形式进行阐述，具有针对性和可读性强的特点。

全书共分八章，分别为中枢神经系统疾病、脑血管疾病、周围神经系统疾病、中毒相关神经系统损害疾病、神经系统其他常见疾病、神经系统疾病常见症状、神经系统疾病的检查和常见的并发症。本书主要以问答的形式介绍了神经系统常见疾病的临床表现、症状、治疗、护理及预防等相关知识，形式新颖，内容丰富，不仅适合医学专业人士参考，更可以供广大非医学专业人员阅读。本书覆盖了脑血管病，以及感染性、免疫性、中毒性、遗传性、中枢及周围神经系统疾病，具有较强的实用性和指导性，可为广大人员提供相关参考依据。作者还结合了临床当前常见疾病谱的新变化，循序渐进地反复进行修改，读者阅读后，可在短时间内对神经系统疾病有一个清晰的了解，全书末尾附参考文献，以便于读者进一步学习并迅速查找某部分内容或某一概念。

本书参编人员是长期从事神经内科的专业人员，具备丰富的理论知识和实践基础，全体参编人员高度的责任心、团结的协作精神和诚恳的工作态度有力地保障了本书的质量。由于专业发展和知识更新速度较快，参编人员的知识结构和护理经验有限，书中若有错误之处，恳请各位同行及广大读者批评指正，以便及时修订。

刘伟丽

中国人民解放军第三〇七医院

2018 年 1 月

目录

第一章 中枢神经系统疾病

第一节 概 述

中枢神经系统由哪些部分组成？

中枢神经系统由脑和脊髓组成，是各种反射弧的中枢部分。

1. **脑** 大脑、脑干、间脑和小脑。

（1）大脑由大脑半球、基底核及侧脑室组成。

（2）脑干自下而上由延髓、脑桥、中脑三部分组成。

（3）间脑可分为丘脑、上丘脑、底丘脑和下丘脑。

（4）小脑由小脑半球和小脑蚓部组成。

2. **脊髓** 是中枢神经的一部分，位于脊椎骨组成的椎管内，呈长圆柱状，人的脊髓全长 41~45cm。上端与颅内的延髓相连，下端呈圆锥形，随个体发育而有所不同，两旁发出成对的神经，分布到四肢、体壁和内脏。脊髓的内部有一个 H 形（蝴蝶形）灰质区，主要由神经细胞构成；在灰质区周围为白质区，主要由脊髓神经纤维组成。脊髓是许多简单反射的中枢。

脑的功能有哪些？

1. **大脑** 主要掌管记忆、思考、推理、决策、语言及身体活动，并接收及整合感觉讯息。大脑皮质上分布着各种功能的最高中枢，但各中枢只是执行该种功能的核心部分，皮质的其他部分也分散有类似的功能。运动中枢是骨骼肌运动的最高中枢，左半球运动区管理右侧肢体的活动，右半球管理左侧肢体的活动。感觉中枢管理全身有关疼痛、温度、触觉，以及空间和运动感觉等躯体感觉。

2. **脑干** 是中枢神经系统最重要的生理功能区域之一，嗅觉和视觉以外的各种感觉信息均经由脑干而传至中枢，脑的运动指令也均通过脑干而传至各相应的区域。脑干的功能主要是维持个体生命，包括心搏、呼吸、消化、体温、睡眠等重要生理功能。

3.间脑　位于中脑和两侧大脑半球之间、第三脑室两侧，包括丘脑、下丘脑、上丘脑及底丘脑四部分。丘脑是感觉传导的皮质下中枢和中间站，而且它对运动系统、边缘系统、上行网状系统和大脑皮质的活动均有影响。下丘脑又称丘脑下部，是人体较高级的神经内分泌及自主神经系统的整合中枢，是维持机体内环境稳定和控制内分泌功能活动的重要结构，对摄食行为、体温调节、水盐平衡、情绪变化、睡眠、生殖功能、内脏活动等诸多方面进行广泛调节。下丘脑损害可产生严重的内脏功能活动紊乱；上丘脑与嗅觉、视觉有密切联系。

4.小脑　通过它与大脑、脑干和脊髓之间丰富的传入和传出联系，参与躯体平衡和肌肉张力（肌紧张）的调节，以及随意运动的协调，分为调节躯体平衡、调节肌紧张、协调随意运动。

脑血管如何分布？

大脑由大脑半球、基底核及侧脑室组成。脑的血液供应主要来自颈内动脉组成的颈内动脉系统和椎动脉组成的椎－基底动脉系统。

脑受损后有哪些症状？

1.额叶　位于大脑半球最前端，占大脑半球表面的前1/3。其主要功能与随意运动和高级精神活动有关，其受损时，主要的临床表现有精神症状、瘫痪、言语障碍、书写障碍、同向偏视及额叶性共济失调。

2.顶叶　位于大脑半球的中部，其受到损害时主要的临床表现有以下几点。

（1）皮质感觉障碍：若为破坏性病变，主要表现为病灶对侧肢体复合性感觉障碍，如实体觉、位置觉、两点辨别觉和皮肤定位觉的丧失，而一般感觉正常。若为刺激性病变，则出现病灶对侧肢体的部分性感觉性癫痫发作，可表现为发作性蚁走感、麻木感、电击感等异常感觉。

（2）体象障碍：指身体各部位的存在、空间位置及相互关系的认识发生障碍，包括自体认识不能和病觉缺失。

（3）格斯特曼综合征：计算不能、不能辨别手指、不能辨别左右、书写不能。

（4）失用症：是指肢体动作的运用障碍，如不能完成写字、穿针、扣衣扣等精细动作。

3. 颞叶

（1）感觉性失语：患者能听见说话的声音，能自言自语，但不能理解他人和自己说话的含义。

（2）命名性失语：患者丧失对物品命名的能力，对于一个物品，只能说出它的用途，说不出它的名称，如茶杯，患者只能说出它是喝水用的，但说不出这是茶杯。

（3）听觉障碍：单侧损害不引起耳聋，双侧损害可致耳聋。

（4）颞叶癫痫：可引起癫痫，多为复杂部分性发作，也称精神运动性发作。患者可突然出现似曾相识感、精神异常、自动症、对环境的生疏感等症状。

（5）幻觉：包括幻听、幻视、幻嗅等。

4. 枕叶

（1）视野改变：患者可出现偏盲、象限盲、皮质盲等。

（2）视幻觉：患者可出现幻视、闪光、火星、暗影等。

（3）视觉失认：患者并非失明，能绕过障碍物走路，但不认识看见的物体、图像或颜色等，有时需要借助于触觉方可辨认。

（4）视物变形：患者所看见的物体变大、变小，形状歪斜不规则及颜色改变。

5. 岛叶 可引起内脏运动紊乱，出现恶心、呃逆、胃肠蠕动增加或饱胀感等。

6. 边缘叶 可出现情绪及记忆障碍、行为异常、幻觉、反应迟钝等精神障碍及内脏活动障碍。

脑干受损后有哪些症状？

1. 延髓生命中枢受损 会出现呼吸循环障碍，分为以下几种综合征：同侧小脑性共济失调，交叉性浅感觉障碍的延髓背外侧综合征（如眩晕、恶心、呕吐及眼震、吞咽障碍等），病侧舌下神经损害的舌下神经交叉瘫综合征。

2. 脑桥受损 会出现由于脑桥下部体温调节中枢的控制被破坏产生的中枢性高热。

3. 中脑受损 会出现以下几种中脑综合征：同侧动眼神经损害加对侧锥体束征的韦伯综合征，共济失调、意向性震颤的克洛德综合征，两眼早期垂直性震颤、晚期垂直注视麻痹、两眼会聚麻痹的帕里诺综合征，视幻觉等症状。

间脑受损后有哪些症状？

1. 丘脑病变 可出现丘脑综合征，包括对侧偏身感觉障碍、对侧偏身自发性疼痛、对侧偏身感觉过敏或感觉过度、对侧面部表情运动障碍、对侧偏身不自主运动。

2. 上丘脑受损　会出现性早熟，累及四叠体可出现以下症状：两眼上视麻痹，常伴有瞳孔对光反射消失或两眼会聚障碍。

3. 下丘脑受损　会出现以下症状：尿崩症、肥胖症、嗜睡症、性功能障碍、体温调节障碍、精神障碍、胃十二指肠溃疡和出血、间脑性癫痫等。

4. 底丘脑受损　多为血管病变所致，产生偏身抽搐。

小脑受损后有哪些症状?

小脑损害临床表现有主动运动时的共济失调，如站立不稳、摇晃欲倒（称龙贝格征阳性）；行走时两足分开、步态蹒跚、左右摇摆，称醉汉步态，睁眼并不能改善此种共济失调；因发音肌的共济失调，患者出现暴发性言语，语音不清，且言语缓慢、断断续续不连贯，犹如吟诗状，故也称"吟诗状言语"。

脊髓的主要功能有哪些?

脊髓病变的三主征：运动障碍、感觉障碍和自主神经功能障碍。

1. 传导功能　脊髓内的神经元是上、下行传导通路的中继站，沟通周围神经与脑的联系。除头部、面部外，全身的深感觉、浅感觉和大部分内脏感觉冲动，都经脊髓白质的上行纤维束才能传到脑，由脑发出的冲动，也要通过脊髓白质的下行纤维束才能调节躯干、四肢骨骼肌及部分内脏的活动。

2. 反射功能　脊髓各种反射都是通过脊髓节内和节间的反射弧完成的，脊髓可执行一些简单的反射活动，包括躯体反射和内脏反射，前者是指骨骼肌的反射活动，如牵张反射、屈曲反射和浅反射等；后者指一些躯体内脏反射、内脏的内脏反射和内脏躯体反射，如竖毛反射、膀胱排尿反射和直肠排便反射等。

常见的中枢神经系统疾病有哪些?

1. 颅脑先天发育异常　无脑回畸形、小脑回畸形、脑裂畸形、脑灰质异位。

2. 颅脑损伤　脑挫裂伤、弥漫性轴索损伤、脑内血肿、硬膜外血肿、硬膜下血肿、脑外伤后遗症。

3. 颅内肿瘤　少突胶质细胞瘤、室管膜瘤、髓母细胞瘤、垂体腺瘤、听神经瘤。

4. 脑血管疾病　脑梗死、颅内出血、高血压脑病、蛛网膜下腔出血、脑血管畸形、颅内动脉瘤。

中枢神经系统感染性疾病有哪几类？

　　1.分类

　　（1）脑炎、脊髓炎或脑脊髓炎：主要侵犯脑和（或）脊髓实质。

　　（2）脑膜炎、脊膜炎或脑脊髓膜炎：主要侵犯脑和（或）脊髓软膜。

　　（3）脑膜脑炎：脑实质与脑膜合并受累。

　　2.感染途径

　　（1）血行感染：病原体通过昆虫叮咬、动物咬伤损伤皮肤黏膜后进入血液或使用不洁注射器、输血等直接进入血液，面部感染时病原体也可经静脉逆行入脑，或孕妇感染的病原体经胎盘传给胎儿。

　　（2）直接感染：病原体通过穿透性外伤或邻近结构的感染向颅内蔓延。

　　（3）逆行感染：嗜神经病毒如单纯疱疹病毒、狂犬病毒等首先感染皮肤、呼吸道或胃肠道黏膜，经神经末梢进入神经干，然后逆行进入颅内。

什么是脑膜炎？

　　脑膜炎是指软脑膜的弥漫性炎症性改变，由细菌、病毒、真菌、螺旋体、原虫、立克次体、肿瘤与白血病等各种生物性致病因子侵犯软脑膜和脊髓膜引起。

　　脑膜炎可分为化脓性脑膜炎、结核性脑膜炎、病毒性脑膜炎、隐球菌性脑膜炎。

什么是化脓性脑膜炎？

　　化脓性脑膜炎是由化脓性细菌感染所致的脑脊膜炎症，是中枢神经系统常见的化脓性感染。

　　1.病因　化脓性脑膜炎最常见的致病菌是脑膜炎双球菌、肺炎球菌和流感嗜血杆菌B型，其次为金黄色葡萄球菌、链球菌、大肠埃希菌、变形杆菌、厌氧杆菌、沙门菌、铜绿假单胞菌等。

　　2.感染途径　传染源是患者和带菌者，尤其是带菌者和不显性上呼吸道炎患者是最主要的传染源，传播途径有以下几种。

　　（1）血行播散：存在全身其他部位的感染性病灶，在机体抵抗力降低时，病菌入血形成菌血症，细菌经血液循环进入颅内引起脑膜炎。

　　（2）直接扩散：邻近部位的感染灶的直接侵犯（如鼻窦炎、中耳炎、乳突炎、脑脓肿、脑外伤等）。

　　（3）经脑脊液通路：通过腰椎穿刺或颅脑手术，致病菌进入脑脊液，直接引起脑膜感染。

3. 临床表现　各种细菌感染引起的化脓性脑膜炎临床表现类似，主要表现如下所述。

（1）感染症状：发热、寒战或上呼吸道感染表现等。

（2）脑膜刺激征：表现为颈项强直、角弓反张和布氏征阳性，但新生儿、老年人或昏迷患者脑膜刺激征常不明显。

（3）颅内压增高：表现为剧烈头痛、呕吐、意识障碍等，腰椎穿刺时检测颅内压明显升高，有的在临床上甚至形成脑疝。

（4）局灶症状：部分患者可出现局灶性神经症状，如偏瘫、失语等。

（5）其他症状：部分患者有比较特殊的临床特征，如脑膜炎双球菌性脑膜炎（又称流行性脑脊髓膜炎）菌血症时出现的出血性皮疹。

4. 检查

（1）腰椎穿刺留取脑脊液，检查项目有脑脊液钙、脑脊液细菌培养、脑脊液常规检验、脑脊液病原体检查、脑脊液细胞分类计数。

（2）压力增高；外观浑浊或呈脓性；白细胞总数明显增多，常在（1000~10 000）×10^6/L，中性粒细胞占绝对优势；蛋白含量增高，糖含量下降明显，通常低于 2.2mmol/L；氯化物降低；免疫球蛋白 IgG 和 IgM 明显增高。若病菌含量高时可通过细菌涂片检出病原菌；细菌量不多时可通过细菌培养方法，一般脑脊液致病菌培养可呈阳性。

什么是结核性脑膜炎？

结核性脑膜炎是由结核杆菌引起的脑膜非化脓性炎性疾病，结核性脑膜炎占神经系统结核病的 70% 左右，常继发于粟粒性肺结核或体内其他器官结核病后，好发于儿童和青年人，冬春季多见。

1. 病因　结核性脑膜炎病原菌大多为人型结核分枝杆菌，少部分为牛型结核分枝杆菌，患者抵抗力下降或发生变态反应下感染结核杆菌而发病。

2. 结核性脑膜炎的脑脊液　外观无色透明或浑浊呈毛玻璃状，放置数小时后可有薄膜形成，脑脊液压力常升高，增高可达 300mmH$_2$O 或以上；细胞数增高致（50~500）×10^6/L，以淋巴细胞为主，糖和氯化物含量降低，特别是氯化物降低比其他性质的脑膜炎明显；蛋白含量多中度增高，通常为 1~2g/L。

什么是病毒性脑膜炎？

病毒性脑膜炎是指由各种病毒感染引起脑膜急性炎症的一种感染性疾病，

临床以发热、头痛和脑膜刺激征为主要表现。

哪些原因可以引起病毒性脑膜炎？

1. **病因** 病毒性脑膜炎 85%~95% 由肠道病毒引起，其次为流行性腮腺炎病毒、单纯疱疹病毒及腺病毒。

2. **临床表现** 患者多有病毒感染的全身中毒症状如发热、畏光、肌痛、恶心、呕吐、食欲缺乏、腹泻和全身乏力等，体温一般不超过 40℃，年龄越大病情越重，患者常有剧烈头痛，多在额部或眶后，以及恶心、呕吐，可有脑膜刺激征，部分患者有特定感染症状，如腹泻、腹痛、咽痛、皮疹、心肌炎、腮腺炎等。

化脓性脑膜炎与结核性脑膜炎、病毒性脑膜炎的脑脊液有哪些不同？

1. **病毒性脑膜炎** 通常病情较化脓性脑膜炎为轻，脑脊液白细胞计数通常低于 1000×10^6/L，糖及氯化物一般正常或稍低，细菌涂片或细菌培养结果阴性。

2. **结核性脑膜炎** 通常亚急性起病，脑神经损害常见，脑脊液外观无色透明或微黄，白细胞计数小于 1000×10^6/L，以淋巴细胞为主，氯化物降低更明显。

3. **化脓性脑膜炎** 急性起病，高热、头痛、呕吐、意识障碍、抽搐，以及脑膜刺激征，脑脊液外观为浑浊或呈米汤样，白细胞计数大于 1000×10^6/L，糖及氯化物降低，细菌涂片或细菌培养结果阳性。

什么是急性单纯性疱疹病毒性脑炎？

单纯性疱疹病毒性脑炎是由纯疱疹病毒引起的急性中枢神经系统感染，病变主要侵犯颞叶、额叶和边缘叶脑组织。

单纯疱疹病毒主要侵犯颞叶中部、额叶眶面和脑边缘系统。主要临床表现如下所述。

（1）感染表现：起病早期多有发热，体温可达 38~40℃，少数患者伴有上呼吸道感染症状。

（2）神经症状：由于病变损害颞叶、额叶、边缘系统，因此神经症状为甚，具体表现为人格改变、行为异常，反应迟钝、呆滞、言语和动作减少，易激怒、谵妄、答非所问，时间空间定向障碍和近事遗忘等。

（3）脑部损害征象：常发生在精神症状之后，主要表现为局限性或全身性抽搐发作、不对称性神经系统损害体征和脑膜刺激征等。

什么是急性脊髓炎?

急性脊髓炎是指各种感染后变态反应引起的急性横贯性脊髓炎性病变，又称为急性横贯性脊髓炎，是临床上最常见的一种脊髓炎。

1. 病因　大多数患者发病前有呼吸道、胃肠道病毒感染史，也可能是病毒感染后所诱发的自身免疫性疾病，而不是病毒感染的直接作用。

2. 临床表现

（1）运动障碍：急性起病，迅速进展，早期为脊髓休克，表现为四肢瘫或双下肢弛缓性瘫痪、肌张力低下、腱反射消失、病理征阴性。脊髓休克期可持续 3~4 周，如并发肺炎或尿路感染，脊髓休克期可延长。

（2）感觉障碍：表现脊髓损害平面以下深浅感觉均消失，感觉消失区上缘常有感觉过敏带或束带感。

（3）自主神经功能障碍：早期表现为尿潴留，膀胱无充盈感，呈无张力性神经源性膀胱，当膀胱充盈过度时，尿量可达 1000ml，此时需要注意及时导尿，随着病情的好转，膀胱容量缩小，脊髓反射逐渐恢复，尿充盈至 300~400ml 时会自动排尿称反射性神经源性膀胱，出现充溢性尿失禁。

什么是脊髓压迫症?

脊髓压迫症是各种病变引起脊髓或供应脊髓的血管受压所出现的受累脊髓以下功能障碍的一组病症，随着病因的发展，脊髓、脊神经根及其供应血管受压日趋严重，一旦超过代偿能力，最终会出现脊髓水肿、变性、坏死等病理变化。

1. 病因　成人以肿瘤最为常见，占 1/3 以上，其次是炎症，少见病因包括脊柱损伤、脊柱退行性变、颅底凹陷症等先天性疾病，以及脊髓血管畸形所致硬膜外及硬膜下血肿。儿童则以椎管内肿瘤、外伤、感染和先天性脊柱畸形较为常见。

2. 临床表现

（1）急性脊髓压迫症：多出现脊髓休克，表现为病变平面以下弛缓性瘫、各种感觉消失、反射消失、尿潴留等。

（2）慢性脊髓压迫症状：进展缓慢，通常可分为三期。①早期根痛期：出现神经根痛及脊膜刺激症状；②脊髓部分受压期：表现为脊髓半切综合征；③脊髓完全受压期：出现脊髓完全横贯性损害。三期表现并非孤立，常互相重叠。

什么是脊髓休克？

当脊髓与高位中枢断离时，脊髓暂时丧失反射活动的能力而进入无反应状态的现象称为脊髓休克。脊髓休克常见于急性脊髓炎、脊髓出血和脊髓外伤。

脊髓休克为一种暂时现象，以后各种反射可逐渐恢复，人类由于外伤等原因所出现的脊髓休克的恢复则需要数周至数月，各种反射的恢复时间也不相同，如屈肌反射、腱反射等较简单的反射恢复最早，然后才是对侧伸肌反射、搔反射等较复杂的反射恢复。

脊髓休克时，横断面以下节段脊髓支配的骨骼肌紧张性降低或消失、外周血管扩张血压下降、发汗反射消失、膀胱内尿充盈、直肠内粪积聚，表明躯体及内脏反射减退或消失。

什么是癫痫？

癫痫是脑神经元异常放电引起的慢性反复性短暂脑功能失调综合征。

1. 病因

（1）继发性癫痫：皮质发育障碍、脑瘤、头伤（婴幼儿头伤性癫痫常与产伤有关，而滞产、器械助产都是产伤的重要危险因素）、中枢神经系统感染、脑血管疾病、寄生虫等。

（2）特发性癫痫：由基因突变和某些先天因素所致，有明显遗传倾向，需用分子生物学方法才能发现病因的癫痫和目前仍不清楚病因的癫痫。

2. 癫痫持续状态　是指一次癫痫发作持续 30 分钟以上或连续多次发作、发作间期意识或神经功能未恢复至正常水平。

癫痫经过治疗可以完全康复吗？

未经治疗的患者，5 年自发缓解率在 25% 以上，最终缓解率约为 39%，80% 左右的患者用目前抗癫痫药能完全控制发作，正规减量后，50% 以上患者终身不再发病，特发性全身性癫痫复发的概率较小，青年期失神发作发展成全面性肌强直 – 阵挛性发作的可能性较大，青年期肌阵挛癫痫易被丙戊酸钠控制，但停药后易复发。

癫痫患者应该注意哪些问题？

1. 外出时一定要随身携带"癫痫诊治卡"，以方便急救和及时与家人取得联系，在发作没有基本控制之前，不要外出旅游，病情控制后，必须在熟悉病情、掌握护理的家属陪同下外出旅游，并随身携带应急药物，在病情发作时及时处理。注意饮食，保证充足睡眠，不可过于劳累，禁止去危险地带、攀登危岩、靠近绝壁，不要紧靠水库、河流，不要参观光怪陆离、阴森恐怖的历险宫，避免强烈的音响、彩灯造成视觉、听觉等感官刺激，洗澡时不要盆浴，以免突然发作导致溺水。

2. 对于发作未得到很好控制的患者，尤其是发作时有意识障碍或运动能力丧失的患者，建议不要驾驶车辆或隐瞒病情而获取驾照，否则癫痫发作时可能会造成各种交通事故。因此为了自身及家人的安全，建议癫痫患者不要驾驶车辆，在病情得到很好控制的前提下，可以在家属陪同下，进行短距离的驾车行为，因为疲劳也有可能诱发癫痫。

3. 女性癫痫患者一旦癫痫发作完全控制而又月经规则时，同样能择偶、结婚，乃至生育。对于大部分的女性癫痫患者，妊娠期接受抗癫痫药治疗是必要的，因为孕妇癫痫发作，对胎儿带来的风险，要超过抗癫痫药，同时也能给孕妇带来危害。抗癫痫药可能导致胎儿畸形，剂量越大越危险，且多药治疗风险高于单药治疗，丙戊酸钠风险率高，因此孕期不要应用丙戊酸钠治疗。

什么是帕金森病？

帕金森病在医学上称为"原发性震颤麻痹"，又称为"震颤麻痹"，是一种中枢神经系统变性疾病，主要是因位于中脑部位"黑质"中的细胞发生病理性改变后，多巴胺的合成减少，抑制乙酰胆碱的功能降低，则乙酰胆碱的兴奋作用相对增强。帕金森病多见于中老年人，起病隐匿，进展缓慢。其临床表现为静止性震颤、肌强直、运动迟缓和姿势步态异常等。

帕金森病的发病绝非单一因素，可能是遗传易感性、环境毒素和衰老几种因素共同作用的结果。

（1）年龄因素：本病主要发生于50岁以上的中老年人，40岁以前很少发病，65岁以上发病明显增多。

（2）环境因素：现有较多流行病学调查结果显示，长期接触或生活在与MPTP（1-甲基-4-苯基-1,2,3,6-四氢吡啶）分子结构相似的工业或农业毒素这样的环境中，帕金森病的发病率高。

（3）遗传因素：许多遗传学研究结果表明，遗传因素在帕金森病发病中占据着重要地位。

（4）氧化应激。

（5）线粒体功能缺陷。

（6）泛素-蛋白酶体功能异常。

什么是小舞蹈病？

小舞蹈病又称 Sydenham 舞蹈病、风湿性舞蹈病，1684 年由 Thomas Sydenham 首先描述。小舞蹈病是风湿热在神经系统的常见表现，以不自主舞蹈样动作、肌张力降低、肌力减弱等为临床特征，本病多见于儿童和青少年，女性发病率高。

1. 病因　本病与 A 组 β 溶血性链球菌感染有关，约 1/4 患儿在病前已有风湿病的表现，如关节痛、红斑、紫癜、频繁喉痛、风湿性心脏病等，约 1/2 患者在病中或日后出现多种风湿病现象，可能是易感儿童经 A 组 β 溶血性链球菌感染后产生相应抗体，与尾状核、丘脑底核神经元的抗原结合，引起免疫炎症反应而致病。

发病年龄大多在 5~15 岁，18 岁以上发病很少，女性较多。除少数因精神刺激而急骤起病外，通常为亚急性起病，病前常有上呼吸道感染史。

2. 临床表现

（1）舞蹈样动作：表现为快速、不规则、无目的、无自主的动作，面部有挤眉弄眼、噘嘴、吐舌、牵动口角、扮鬼脸或摇动下颌等怪异动作，舞蹈样动作在精神紧张时加重，安静时减轻，睡眠时消失，软腭和咽肌的不自主运动，还可有构音障碍及吞咽困难。

（2）肌张力低和肌力减退：检查时除不自主动作外，在上肢尚有特殊姿势，即当手臂前伸时因张力过低而腕部屈曲，掌指关节过伸，称为舞蹈样手姿，此外，肌收缩力也有降低，容易疲劳，严重时可达到瘫痪程度，四肢肌张力明显降低，各关节可过度伸直，肌力下降，腱反射减弱，但深感觉和浅感觉无异常。

（3）精神症状：常伴有精神症状，如失眠躁动、情绪不稳、易激动、焦虑不安等，少数严重病例可有视幻觉，甚至谵妄状态或躁狂。

什么是多发性硬化？

多发性硬化是以中枢神经系统白质炎性脱髓鞘病变为主要特点的自身免疫疾病。本病目前病因不清楚，但普遍认为，多发性硬化是与环境及遗传有关的自身免疫反应性疾病。

1. 病因　确切病因迄今不明，可能与病毒感染自身免疫反应或遗传等多种因素有关，目前认为，可能是一些携有先天遗传易感基因的个体具有易发生免疫调节功能紊乱的趋势，在后天环境中，在外因如病毒感染、外伤等的作用下，诱发对中枢髓鞘成分的异常自身免疫应答而致病。

2. 临床表现

（1）视力障碍：最常见且为首发症状，表现为急性神经炎或球后视神经炎，多为急性单眼视力下降，双眼同时受累少见，一侧受累后 2~3 周出现另一侧受累，常伴有眼球疼痛。

（2）肢体无力：下肢比上肢明显，可分为四肢瘫、偏瘫、截瘫或单瘫，其中以不对称瘫痪最常见。

（3）感觉异常：常见的浅感觉障碍表现为肢体、躯干或面部针刺麻木感，异常的肢体发冷、蚁走感、瘙痒感或尖锐、烧灼样疼痛及定位不明确的感觉异常。

（4）共济失调：以四肢为主，伴有轻度的意向性震颤，有时为躯干共济失调，可伴有或者不伴有构音障碍，晚期可见到典型的 Charcot 三主征（眼球震颤、意向性震颤、吟诗样语言）。

（5）自主神经功能障碍：肢体感觉障碍和运动功能异常，常有尿频、尿失禁、便秘或者腹泻交替出现，此外还可能出现半身多汗和流涎等。

（6）精神症状和认知功能障碍：多表现为抑郁、易怒和脾气暴躁，部分患者出现欣快、兴奋，也可表现为淡漠、嗜睡、强颜欢笑、重复言语、猜疑和被害妄想症等。

（7）发作症状：是指持续时间短暂、可被特殊因素诱发的感觉或运动异常。

（8）其他症状：可伴有周围神经损害和多种其他自身免疫性疾病，如风湿病、类风湿综合征、重症肌无力等。

什么是急性播散性脑脊髓炎？

急性播散性脑脊髓炎又称感染后脑脊髓炎、预防接种后脑脊髓炎，是一种广泛累及中枢神经系统白质的急性炎症性脱髓鞘病，以多灶性或弥散性脱髓鞘为主要的病理特点。本病通常发生于麻疹、风疹、水痘、天花等急性出疹性疾病或预防接种后。

1. 病因　该病常发生于风疹、天花、流行性感冒、腮腺炎、水痘、EB 病毒、单纯疱疹病毒、甲型肝炎病毒、柯萨奇病毒等感染后及疫苗接种后，分别称为感染后脑脊髓炎和疫苗接种后脑脊髓炎。服用某些药物或食物，如左旋咪唑、阿苯达唑、复方磺胺甲噁唑、蚕蛹等也可引起该病。极少数病例发生于某些特殊时期，如围生期、手术后。还有部分患者既无疫苗接种史，也无其他感染病史，称为特发性急性播散性脑脊髓炎。目前认为急性播散性脑脊髓炎的发病与免疫有关。

2. 临床表现

（1）大多数患者为儿童和青壮年，在感染或疫苗接种后 1~2 周急性起病，多为散发、无季节性，病情严重，有些患者病情凶险，常见于皮疹后 2~4 天，患者常在疹斑正消退、症状改善时突然出现高热、痫性发作、昏睡、昏迷等。

（2）脑炎型首发症状为头痛、发热和意识模糊，严重者迅速昏迷和去大脑强直发作，可有痫性发作，脑膜受累后出现头痛、呕吐、脑膜刺激征等。脊髓炎型常见部分或完全迟缓性截瘫或四肢瘫、传导束性感觉障碍或下肢感觉障碍、病理征、尿潴留等。

第二节 治 疗

脑膜炎患者为什么要做腰椎穿刺术？

腰椎穿刺术常用于检查脑脊液的性质，对诊断脑膜炎、脑炎有重要意义，特别是对结核性脑膜炎的早期诊断有很大的意义，检查脑脊液是目前诊断此病的唯一重要手段，其意义有时超过 CT 及 MRI。

化脓性脑膜炎如何治疗？

治疗首选针对病原菌选取足量敏感的抗生素，并防治感染性休克，维持血压、防止脑疝。

1. 抗菌治疗　首选第三代头孢的头孢曲松。肺炎球菌可选用大剂量青霉素；脑膜炎双球菌首选青霉素，耐药性者可选用头孢曲松；革兰阴性杆菌可用头孢他啶。

2. 激素　激素可抑制炎性细胞因子的释放，稳定血脑屏障，减少脑膜粘连等并发症。

3. 对症支持疗法　颅内压增高者给予甘露醇脱水降颅压；高热患者给予物理降温或者使用解热药；惊厥患者给予抗癫痫药物。

结核性脑膜炎经过治疗可以完全康复吗？

结核性脑膜炎的预后取决于病情的轻重、治疗是否及时和彻底，发病时昏迷是预后不良的重要指征；临床症状体征完全消失，脑脊液的细胞数、蛋白、糖和氯化物恢复正常提示预后良好。婴幼儿和老年人一般预后较差。

抗结核药物的治疗原则是早期、联合、足量和长期用药。

结核性脑膜炎不属于传染病，是封闭的脑脊液循环系统类的疾病，不可能把结核分枝杆菌播散到外界。

病毒性脑膜炎如何治疗？

病毒性脑膜炎的治疗主要是对症治疗、支持治疗和防治并发症。对症治疗如头痛严重者可用镇痛药；癫痫发作首选卡马西平或丙戊酸钠；若颅内压增高，可适当应用甘露醇；抗病毒治疗可明显缩短病程和缓解症状，应酌情予以阿昔洛韦等抗病毒药物。

病毒性脑膜炎属于一种良性感染性疾病，其病程短、无后遗症、预后好。

急性单纯性疱疹病毒性脑炎如何治疗？

1. 检查　首选脑脊液和头颅 CT 检查。

2. 脑脊液检查结果　颅内压正常或转至中度增高；白细胞计数轻度增高，以淋巴细胞或单核细胞为主，偶尔在感染的早期多形核粒细胞可能占优势，但随后也转变为淋巴细胞占优势；由于急性单纯性疱疹病毒性脑炎有出血坏死，脑脊液也可有红细胞计数增多；蛋白质含量轻度到中度增高，多低于 1.5g/L；糖和氯化物多数正常。

3. 常规治疗　急性单纯性疱疹病毒性脑炎抗病毒治疗的首选药物是阿昔洛韦。早期诊断和治疗是降低本病死亡率的关键，主要包括早期抗病毒治疗，辅以免疫治疗和对症支持治疗。

（1）抗病毒治疗：阿昔洛韦、更昔洛韦。

（2）肾上腺皮质激素：能控制炎症反应和减轻水肿，对病情危重、头颅 CT 见出血性坏死，以及脑脊液白细胞计数和红细胞计数明显增多可酌情使用，多采用早期、大量和短程的给药原则。

（3）对症支持治疗：对高热的患者给予物理降温；对抽搐的患者给予抗癫痫；对有精神症状的患者给予镇静；对颅内压增高者给予脱水、降颅内压治疗。

4. 亚低温治疗

（1）先使用肌松冬眠药控制患者因寒冷引起的寒战、产热增多。

（2）患者进入镇静冬眠状态时开始物理降温，降温速度一般控制在每 2~4 小时降低 1℃，通常在 4~12 小时将患者的肛温或脑温降至 32~35℃。

（3）必要时行气管插管或气管切开使用呼吸机辅助呼吸或控制呼吸，以免肌松剂影响患者呼吸。

（4）亚低温治疗一般 3~7 天。

急性脊髓炎如何治疗?

1. 药物治疗

（1）皮质激素：急性期，可采用大剂量甲泼尼龙短期冲击治疗，500~1000mg 静脉滴注，每天 1 次，连用 3~5 天。也可用地塞米松 10~20mg 静脉滴注，每天 1 次，10 天左右为一个疗程，上述疗法结束后改用泼尼松口服，按每千克体重 1mg 或通常成人以 60mg 开始计算，随病情好转可逐渐减量停药，用激素期间注意补钾，注意激素的不良反应。

（2）大量免疫球蛋白：每天用量 0.4g/kg 静脉滴注，连用 5 天为一个疗程。

（3）抗生素：根据病原学检查和药敏试验结果选用抗生素，及时治疗呼吸道和泌尿系感染，以免加重病情。

（4）B 族维生素：有助于神经功能恢复，常用维生素 B_1 100mg，每天 1 次，肌内注射。

（5）其他：在急性期可选用血管扩张药，如烟酸、尼莫地平；神经营养药，如三磷腺苷、胞磷胆碱。疗效难确定、双下肢痉挛者，可服用巴氯芬 5~10mg，每天 2~3 次。

2. 血浆置换 是一种用来清除血液中大分子物质的血液疗法。其基本过程是将患者血液经血泵引出，经过血浆分离器，分离血浆和细胞成分，去除致病血浆或选择性地去除血浆中的某些致病因子，然后将细胞成分、净化后血浆及所需要补充的置换液输回体内。血浆置换起效快，近期疗效好，但应注意的是，血浆置换治疗可出现感染、出血和低血压等不良反应，因此在治疗过程中需加强对患者病情的监测，并及时采取对症处理方法，缓解临床症状，避免影响治疗效果。

3. 康复治疗 应早期帮助患者进行肢体功能锻炼，对瘫痪的肢体进行按摩及被动的功能练习，改善患者肢体的血液循环，防止肢体挛缩。康复治疗从大关节开始，后到小关节，手法由轻到重，循序渐进恢复肌力，当患者肢体功能逐渐恢复时，鼓励患者进行主动运动；当肌力达到三级以上时，鼓励患者积极训练站立和行走，先进行扶物训练和久站，逐渐训练独立行走，并可辅以按摩、理疗、针灸，加速神经功能的恢复，改善患者的功能状态。

4. 预后 取决于病变的程度及合并症的情况，累及脊髓节段长且弥散者，完全性瘫痪 6 个月后急性脊髓炎仍为神经改变，预后较差；若无严重合并症，通常 3~6 个月基本可恢复生活自理。合并压疮、肺内感染和尿路感染可影响恢复，或死于合并症；上升性脊髓炎预后差，可短期内死于呼吸循环衰竭。

脊髓压迫症如何治疗？

脊髓压迫症的治疗原则是早期诊断、早期手术，以去除病因。

如何治疗癫痫？

癫痫大发作首选的药物是苯妥英钠，小发作首选的药物是乙琥胺。

癫痫治疗的目标应该是完全控制癫痫发作，没有或只有轻微的药物不良反应，尽可能少地影响患者的生活质量。

帕金森病如何治疗？

1. *治疗方法*　主要包括药物治疗、手术治疗和康复治疗，目前以药物治疗为主，鼓励患者多进行主动运动。

（1）综合治疗：药物治疗是帕金森病最主要的治疗手段。左旋多巴制剂仍是最有效的药物。手术治疗是药物治疗的一种有效补充治疗。康复治疗、心理治疗及良好的护理也能在一定程度上改善症状。目前帕金森病应用的治疗手段主要是改善症状，但尚不能阻止病情的进展。

（2）用药原则：用药宜从小剂量开始逐渐加量。以较小剂量达到较满意疗效，不求全效。用药在遵循一般原则的同时也应强调个体化。根据患者的病情、年龄、职业及经济条件等因素采用最佳的治疗方案。药物治疗时不仅要控制症状，也应尽量避免药物不良反应的发生，并从长远的角度出发尽量使患者的临床症状能得到较长期的控制。

2. *常用药物*

（1）抗胆碱能药物：适用于震颤明显、年龄较轻的患者，对震颤和强直有一定效果，而对运动迟缓疗效较差，常用的代表药有苯海索。长期使用抗胆碱药物可影响记忆功能，老年患者应注意。

（2）左旋多巴制剂：是帕金森病患者用得最广的一类药物。用药原则：①从小剂量开始，缓慢递增剂量。②剂量应个体化，根据患者年龄、症状类型、严重程度、就业情况、经济承受能力等选择药物。③饭前或饭后1小时服用，其代表药有多巴丝肼片和卡左旋多巴控释片。其主要不良反应为食欲缺乏、恶心和呕吐，还有部分患者出现直立性低血压、心律失常，严重者会出现幻觉、焦虑、错乱。

3. *药物治疗注意事项*

（1）掌握好用药时机，疾病早期无须治疗，应鼓励患者进行适度的活动，如体育锻炼，若疾病影响患者的日常生活和工作时可进行药物治疗。

（2）坚持"细水长流，不求全效"的用药原则。

（3）坚持"low"和"slow"的原则，即尽可能地维持低剂量，增加剂量应缓慢，以最小剂量达到相对满意的效果。

（4）强调治疗个体化。

小舞蹈病如何治疗？

急性期应卧床休息，并尽量避免光和声的刺激。舞蹈样动作频繁的患者，在床边加软枕以防碰撞损伤。本病有自限性，舞蹈动作一般在 3 个月内逐渐消失，但少数病例持续 6~8 个月，及时正确的治疗可缩短病程。约 1/4 的患者有一次或数次复发，大多数发生于恢复后 1~2 年。

1. 舞蹈样动作　对舞蹈症状可用地西泮 5mg，氯硝西泮 7.5mg，或丁苯那嗪 25mg，每天 2~3 次口服；氯丙嗪 12.5~25mg，每天 2~3 次；也可用氟哌啶醇 0.5~1mg，每天 2~3 次。后两种药物易诱发锥体外系不良反应，需注意观察，一旦发生，需减少剂量。

2. 精神症状的治疗　对症治疗。

3. 抗感染治疗　一般应用青霉素 80 万 U 肌内注射，2 次 / 天，1~2 周为 1 个疗程，以后可给予长效青霉素 120 万 U 肌内注射，每月 1 次，如果不能使用青霉素，可改用其他链球菌敏感的抗生素，如头孢类。还应注意风湿热的心脏合并症的治疗。

4. 免疫疗法　患儿患病期间体内有抗神经元抗体，故目前仍然认为应尽早采用免疫治疗。可应用糖皮质激素、血浆置换、免疫球蛋白静脉注射治疗本病，可缩短病程、减轻症状。此外，风湿热症状明显者也应加用糖皮质激素（如泼尼松），可减少或防止复发，同时也可控制心肌炎和心瓣膜病的发生。

多发性硬化如何治疗？

1. 多发性硬化患者经常需要做脑脊液检查

（1）协助明确诊断：脑脊液检查对多发性硬化的诊断具有重要意义。多发性硬化是以中枢神经系统白质炎性脱髓鞘病变为主要特点的自身免疫疾病，脑脊液中可出现免疫球蛋白增加，其中主要是 IgG 升高，检测出 IgG 升高是临床诊断多发性硬化的一项重要辅助指标。另外据国外文献报道约 90% 的多发性硬化患者脑脊液寡克隆带阳性，并伴有免疫球蛋白 IgG 24 小时合成率增高的现象。脑脊液检查可检查寡克隆带，协助诊断多发性硬化。

（2）鉴别诊断：脑脊液检查可以鉴别多发性硬化和其他疾病，是鉴别诊断不可替代的手段。

（3）观察疗效：通过脑脊液检查，可帮助临床医生了解治疗效果及病情变化。

2. 治疗原则　迄今为止，尚无有效根治多发性硬化的措施，多发性硬化治疗的主要目的是抑制急性期炎性脱髓鞘病变进展，避免可能促使复发的因素，尽可能减少复发次数，晚期采取对症治疗和支持疗法，减轻神经功能障碍带来的痛苦。其主要治疗原则如下所述。

（1）疾病复发、损伤严重者应使用大剂量糖皮质激素静脉滴注。

（2）所有复发 - 缓解型多发性硬化患者都应长期给予免疫调节治疗。

（3）继发进展型多发性硬化患者需早期给予积极治疗。

（4）进展复发型多发性硬化患者对于改善病情的治疗反应不佳。

（5）多发性硬化是一种终身疾病，近期没有关于终止治疗的病例，如果患者不能耐受一种治疗，或治疗失败需采用另一种治疗。

（6）需在临床上和（或）通过 MRI 监测患者的疾病活动性，应在多功能出现不可逆损伤之前开始改变或增加治疗。

3. 免疫抑制药　多发性硬化是以中枢神经系统白质炎性脱髓鞘病变为主要特点的自身免疫疾病，免疫抑制药可以调节人体免疫系统，对该病的异常免疫反应起到调节作用，防止病情进一步恶化。

免疫抑制药的不良反应包括以下几点。

（1）骨髓抑制，可能发生粒细胞减少或缺乏症。

（2）肝功能损害，使谷丙转氨酶增高。

（3）性功能损害，尤其是男性，少数可发生不育。

（4）脱发。

（5）出血性膀胱炎，血尿增多。

（6）恶心、呕吐、食欲缺乏等胃肠道反应。

4. 用药注意事项　急性期多发性硬化首选类皮质激素疗法。激素存在不同程度的不良反应，如向心性肥胖、满月脸、多毛、低血钾、水肿、消化道出血等，事先向患者讲解此疗法的作用及不良反应，取得患者的同意和理解，同时给予高蛋白、高热量、富含维生素及钾、钙的食物，避免辛辣刺激性食物，配合使用护胃药物，使用免疫制剂的患者注意有无寒战、发热、恶心、呕吐、皮疹甚至过敏反应等，这就要求在输注过程中严格控制输液速度，严密观察药物的不良反应，及时处理。

急性播散性脑脊髓炎如何治疗？

早期使用足量皮质激素能减轻脑和脊髓的充血和水肿，保护血脑屏障，抑制炎性脱髓鞘过程。目前主张静脉用大剂量甲泼尼龙冲击治疗，连用 5 天，随后改为口服泼尼松，逐渐减量且维持数周，有一定疗效。有些患者在使用皮质激素后症状缓解，但停药后病情又反复，而恢复用药后又获得改善。对皮质激素治疗无效的患者可考虑用血浆置换或免疫球蛋白治疗，容易复发者可给予免疫抑制药治疗如环磷酰胺。

第三节 护 理

化脓性脑膜炎患者的护理措施有哪些？

1. 高热的护理　保持病室温度在 18~22℃，湿度在 50%~60%，鼓励患者多饮水，体温大于 38.5℃时，应尽快使体温降至正常水平。降温的方法可用物理降温、药物降温，每 4 小时测体温 1 次并记录，降温后 30 分钟测体温 1 次。

2. 饮食护理　给予高蛋白、高热量、高维生素饮食，少量多餐，每次进餐前后，做好口腔护理，观察患者有无恶心呕吐情况，必要时给予静脉输液补充能量。

3. 观察病情对症处理　每 15~30 分钟观察 1 次，每 4 小时记录生命体征 1 次，嘱患者侧卧位或者头偏向一侧，防止窒息发生，密切观察患者神志、瞳孔变化情况，如有异常立即报告医生并做好抢救准备。

4. 药物治疗的护理　了解各种药物的作用及不良反应，如脱水药甘露醇应在 30 分钟内输完，有利于迅速提高血浆渗透压，降低颅内压，防止脑疝发生，抗生素应按药物血浓度周期给药，保持血浆中药物的浓度，减少细菌对药物产生的耐药性。

5. 心理护理　根据患者及其家属的情况，介绍病情、治疗和护理的目的，取得患者及其家属的配合及信任。

6. 健康教育　预防化脓性脑膜炎，应积极锻炼身体，预防上呼吸道感染，接种各种疫苗，进行被动免疫，对恢复期的患者，应积极进行各种功能训练，减少或减轻后遗症。

结核性脑膜炎患者的常规护理措施有哪些？

1. 密切观察患者病情变化。监测生命体征，早期密切观察神志、瞳孔、有无惊厥等情况，发现颅内压增高或者脑疝，应及时采取抢救措施，如立即快速静脉滴注甘露醇。

2. 保持患者绝对卧床休息，保持环境安静，任何操作集中进行，以减少对患者的刺激。

3. 遵医嘱使用肾上腺皮质激素、脱水药、利尿药和呼吸兴奋药，配合医生做腰椎穿刺，颅内压高时腰椎穿刺应该在给予脱水药半小时后进行，腰椎穿刺后去枕平卧 4~6 小时，防止发生脑疝。

4. 对呼吸功能障碍的患者，应保持呼吸道通畅，取侧卧位，以免仰卧位舌坠堵塞喉头，解松衣领，及时清除口鼻腔分泌物及呕吐物，防止误吸或吸入性肺炎，必要时吸氧或进行人工辅助呼吸。

5. 确保患者安全，在惊厥发作时应垫牙垫，防止舌咬伤，并防止惊厥时坠床跌伤。

6. 皮肤的护理。保持床单位清洁干燥，每 2 小时翻身、拍背 1 次，大小便后及时更换尿布，清洗臀部。昏迷、眼不能闭合者，可涂眼膏并用纱布覆盖，保护角膜。

7. 做好饮食护理。保持水、电解质平衡，提供足够热量、蛋白质及维生素食物，以增强机体抗病能力，进食宜少量多餐，对昏迷不能吞咽者，可鼻饲和静脉补液，维持水、电解质平衡。

8. 心理护理。医护人员对患者应和蔼可亲、关怀体贴，护理治疗操作时动作要轻柔，及时解除患者不适，对患者的疑问应耐心解释并给予心理上的支持，患者应密切配合治疗和护理。

病毒性脑膜炎患者的护理要点有哪些？

1. **心理护理** 保持良好的心态，正确对待疾病。向患者及其家属讲述疾病的相关知识，加强与患者的沟通，了解患者的心理，讲解一些治疗成功的案例，帮助患者树立战胜疾病的信心。

2. **高热护理** 密切监测体温的波动，每 4 小时测体温 1 次，观察热型及伴随症状，鼓励患者多饮水，必要时静脉补液，出汗时及时更衣，注意保暖。体温超过 38.5℃时，及时给予物理降温或药物降温，观察降温效果，及时观察局部皮肤情况，防止冻伤，并做好口腔护理。

3. **营养支持** 保证足够的能量摄入，给予高热量、清淡、易消化的流质或半流质饮食。少量多餐，以减轻胃胀，防止呕吐。频繁呕吐不能进食者，根据医嘱给予静脉补液，维持水、电解质平衡，注意防止窒息和误吸，必要时插胃管，遵医嘱给予泵入营养液。

4. **安全护理** 注意患者安全，躁动不安或癫痫发作时防止坠床、跌倒、舌咬伤等意外发生。

5. **生活护理** 对于卧床的患者，做好基础护理，适当抬高床头，瘫痪肢体保持功能体位。勤翻身，预防压疮发生。

病毒性脑膜炎头痛的患者如何护理？

1. 有条件可将患者安置单间病房，一切护理与治疗应集中操作，减少对患者的刺激。房间设施应安静、整洁、空气新鲜、避免对流风、充足的光线。

2. 注意保持心情舒畅，使气血流通，避免情绪激动。

3. 饮食以清淡、易消化为原则，适量补充维生素 B 族和补充钙，身体补充足够的钙可以镇痛。食勿过饱、忌食肥腻。

4. 鼓励患者每天按时睡觉，保证充足的睡眠，以利正气的恢复。

5. 每天适当参加有氧运动 20~30 分钟，应避免剧烈运动。

6. 鼓励患者多听一些舒缓的音乐，放松自己，减轻头痛。

7. 必要时也可遵医嘱口服镇痛药。

病毒性脑膜炎出现精神症状的患者如何护理？

1. 观察患者精神症状的特点，给予各种安全措施的护理。

2. 通知医生，遵医嘱使用镇静药物，必要时给予保护性约束，同时使用带有保护套的床档，防止皮肤出现磕碰伤。

3. 观察患者用药后的反应，如若效果不佳，应通知医生，使用镇静药物时，密切监测生命体征的变化，防止发生呼吸骤停。

4. 保持患者周围环境安全，将热水瓶、玻璃制品等危险物品放于安全位置，防止发生外伤。

5. 护理操作尽量集中进行，避免激惹患者，必要时安排于单间病房，专人陪护，同时注意患者有无自伤行为。

6. 当患者出现兴奋、躁动或有攻击性行为时，应当给予约束性保护，避免患者接触剪刀等危险物品。

7. 当患者出现精神症状时应停止进食、饮水，避免发生误吸，一旦发生误吸，立即将头偏向一侧，给予气道吸引，必要时建立人工气道，若患者频繁发作，应尽早给予鼻饲饮食，并做好管路护理，防止脱管。

8.给予保护性约束前，应告知家属，取得家属同意，签署知情同意书之后才可实行约束。对患者采取约束措施后，护士要加强观察，至少每1小时巡视患者1次，检查约束带松紧是否合适、约束患者的器具是否安全、约束措施是否恰当、病情是否允许终止约束等情况，并做好记录。

如何护理急性脊髓炎的患者？

在日常生活中，脊髓炎患者的护理对于患者的康复来说非常重要，有效做好脊髓炎患者的护理，不仅能够防止并发症，更能对脊髓炎患者的恢复起到一定的作用。

1.皮肤护理。保持皮肤清洁，定时翻身，注意保护压疮好发部位的皮肤，防止压疮，已发生压疮应局部换药，促进愈合，经常用温水擦洗背部和臀部，涂爽身粉，保持皮肤清洁，用热水袋时水温不超过50℃，定时按摩，促进血液循环，及时清洗或更换污湿的床褥及衣服，保持床铺平整、清洁，使患者舒适，预防压疮。

2.防治坠积性肺炎。注意保暖，鼓励患者咳嗽，对于卧床的患者注意按时翻身拍背、排痰和转换体位，不能咳痰的患者，应及时吸出痰液，防止坠积性肺炎的发生。

3.防治尿路感染。对轻度尿潴留患者，以温毛巾热敷下腹部并轻度按摩，改变体位，采用习惯的蹲位或直立位小便，听流水声诱导排尿，对诱导排尿失败的患者，应立即无菌导尿，留置尿管并用封闭式集尿袋，定期放尿，尿便失禁者应勤换尿布，保持会阴部清洁。

4.高位脊髓炎的患者，密切观察患者的呼吸功能，如若发现患者出现呼吸困难、血氧下降应尽早气管切开或使用人工呼吸机辅助呼吸，吞咽困难应给予放置胃管，并做好口腔护理。

5.平时注意患者的情绪，保持其心情愉快。饮食宜选择低脂、高蛋白、富含维生素及高钾、高钙的食物，多饮水，多食肉类、蔬菜与水果，以增加蛋白质和维生素的摄入，避免粗纤维和热烫、坚硬及刺激性食物。

脊髓炎患者出现大小便障碍如何护理？

急性脊髓炎，急性起病，常在数小时至2~3天发展为完全截瘫，病变以胸髓最常受累，病变水平以下运动、感觉和自主神经功能障碍主要表现为早期出现尿潴留，膀胱无充盈感，呈无张力性神经源性膀胱，当膀胱充盈过度时，尿量可达 1000ml，此时需注意及时导尿。随着病情的好转，膀胱容量缩小，脊髓反射逐渐恢复，尿充盈至 300~400ml 时会自动排尿称反射性神经源性膀胱，出现充溢性尿失禁。

主要处理方法：可先用温毛巾热敷下腹部、针刺治疗，或者改变体位，采用习惯的蹲位或直立位小便，听流水声诱导排尿，对诱导排尿失败的患者，应立即无菌导尿。留置导尿的患者，鼓励多饮水，每 2~3 小时放 1 次尿，以保持膀胱有一定的容量，防止挛缩，膀胱功能恢复后应尽早拔除尿管，如有尿路感染应及时菌检，根据病原菌的种类选用适宜的、足量的、敏感的抗生素静脉滴注治疗。

如何护理癫痫患者？

1. 癫痫发作时

（1）迅速使患者平卧、立即报告医生，松开患者衣领和裤带。

（2）保持呼吸道通畅，头偏向一侧，及时清除痰液及呼吸道分泌物。

（3）将缠有纱布的压舌板、牙垫或开口器放于患者上下臼齿之间，防止舌咬伤。

（4）给予氧气吸入，遵医嘱给予药物镇静。

（5）不可强行按压抽搐的身体，以免骨折或脱臼。

（6）禁止喂食、喂水，避免食物堵塞呼吸道，造成窒息。

2. 发作间歇期

（1）告知患者有前驱症状时立即平卧，如果患者是动态时发作，陪伴者应抱住患者缓慢就地放倒。

（2）适度扶住患者的手、足，以防自伤及碰伤，切勿用力按抽搐的身体，以免骨折或脱臼。

（3）将缠有纱布的压舌板、牙垫或开口器放于患者上下臼齿之间，防止舌咬伤。

（4）对于突然发病跌倒而易擦伤的关节部位，应用棉垫或软垫加以保护，防止擦伤。

（5）癫痫持续状态、极度躁动或发作停止后意识恢复过程中有短时躁动的患者，均应专人守护，加设床栏，防止意外，必要时给予约束带适当约束。

（6）给患者创造安静、安全的休养环境，保持室内光线柔和、无刺激。

（7）床两侧安装带床档套的床档，移除床旁桌上的热水瓶、玻璃杯等危险物品。

（8）对于有癫痫发作史合并外伤史的患者，在病室床头显著位置安放"谨防跌倒、小心舌咬伤"的警示牌，随时提醒患者、家属及医务人员做好防止发生意外的准备。

3. 癫痫持续状态

（1）保持病房内安静，尽量为患者提供单人房间。

（2）减少声光的刺激，护理操作尽量集中进行，限制人员的探视。

（3）保持室内空气清洁，并按要求做到仪器设备的清洁、消毒。

（4）在患者床旁挂有"谨防癫痫发作""不要随意碰我"的提示牌，同时做好基础护理工作。

（5）给予患者舒适体位，必要时给予气垫床保护皮肤，防止压疮的发生。使用床档，床档用软垫包裹，使用约束带时松紧应适宜。

（6）有专人陪护，癫痫发作时，禁止强行按压患者肢体，防止肢体损伤。

帕金森病患者如何护理？

1. 严加看护，做好患者家属宣教，患者佩戴腕带，专人看护，不得让其单独外出，严防走失，患者衣服口袋里随身放置辨认卡，写清姓名、疾病、住址、联系人及电话等信息，以便迷路时被及时送回。患者活动时皆有人守护、搀扶或拄拐杖；患者外出或做检查时，有人陪同，防止外伤、迷路等意外。

2. 教会患者使用呼叫器，以便及时得到帮助，室内光线明亮、减少障碍物，教会患者及其家属使用床栏，保持地面干燥无积水，告知患者穿防滑鞋，洗澡时一定要有人陪伴。

3. 严格制度管理，制订针对性的护理制度，量体温时，禁止量口温，并做到手不离表；发药到口，确认患者咽下，避免患者单独活动，班班交接。严格执行护理巡视制度及陪护制度，加强陪护职责，宣教注意事项，特别对有幻觉、谵妄的患者，要专人守护和定时巡视观察，确保患者安全；有幻觉的患者重点巡视，密切观察自杀的先兆征象，特别是在午睡、夜间、饭前、交接班前后要加强防范，以防走失、坠楼、自杀等意外。

4. 用药护理。坚持按时、按量服药，发药到口，服药时必须有人看护，监督患者服下，并张嘴检查，查看是否服下。对于卧床吞咽困难的患者，应将药片研碎溶解后再送服。

5. 特殊症状护理。病情较重者或晚期患者可因吞咽肌强直，导致吞咽困难或发生呛咳、误吸、肺部感染等现象，应予以相应的特殊护理。

6. 出院护理。

（1）饮食护理：告知患者及其家属清淡饮食，多吃谷类和蔬菜水果等食品，避免过多食用肉类，多饮水，避免刺激性的食物；不吸烟，不饮酒；多吃粗纤维的食物，如芹菜，保持大便通畅，需喂食的患者，一次不要太多，进食应缓慢，防止噎食，对于喂食不配合，进食不主动，不知饥饱的患者，家属更要耐心，劝其进食，以保证营养的供给。

（2）一般护理：卧床的患者应勤翻身，家属可在床上帮助患者做被动运动，以防止发生关节僵硬、压疮及坠积性肺炎等合并症的发生，并做好基础护理，注意保暖，预防感冒。

（3）用药护理：患者要有终身服药的思想准备，严格按照医嘱服药，忌用加重病情的药物（如抗精神病药等）。不随意增减药量，很多患者往往在出院服药一段时间后，病情稍有好转，就停止服药，或者有的患者会觉得药物的不良反应大，不愿意服药，这些都是错误的认识，一定要告知患者及其家属长期服药的重要性。

（4）培养业余爱好，保持乐观心境，积极配合医生的治疗，尽量提高个人的生活素质，应结合患者的爱好兴趣，多参加社会活动，如画画、下棋等；应多做主动运动，如适当行走、平衡运动训练、柔软体操等，但不宜剧烈运动，防止跌倒。

（5）安全宣教：避免登高及操作高运转的器械，外出时应有人陪伴，随身携带标有患者姓名、住址和联系电话的安全卡片，以防走失或发生意外。

（6）运动指导：坚持适当的体育锻炼，根据气候调整室温、增减衣服，决定活动的方式、强度和时间；加强关节活动范围和肌力锻炼；加强日常活动、平衡功能及语言功能的康复锻炼。

如何护理小舞蹈病的患者？

1. 心理支持。鼓励尊重患者，适当解释。

2. 生活护理。定时翻身，避免不舒适的体位，鼓励患者尽早坐起。

3. 安全护理。地面防滑、防湿，走廊要有扶手，步态不稳要有专人陪护，服药要定时定量，不能漏服。

4. 用药护理。督促患者坚持按时、按量服药，发药到口，药片先溶解于水中，再用小勺把药片送到舌根处，让患者自己吞咽。

5. 多食低蛋白饮食与蔬菜、水果或蜂蜜等食品，避免刺激性的食物，不吸烟、不饮酒、保持大便通畅。

6. 康复护理。

如何护理多发性硬化患者？

1. **护理常规**

（1）日常护理：预防感冒，避免感染，避免劳累、精神紧张，避免使用热敷或过热的热水洗澡。

（2）焦虑：经常巡视病房，建立良好的护患关系，避免任何刺激，指导患者使用放松技术，如较慢的深呼吸、全身肌肉放松、听轻音乐等。

（3）用药护理：告诉患者严格按照医嘱用药，使用激素时防止突然停药所致"反跳现象"等不良反应，观察有无骨质疏松、感染、水电解质紊乱及消化系统并发症。

（4）饮食护理：高蛋白、低脂、低糖、富含多种维生素、易消化、易吸收、足量的纤维素、无刺激性饮食，以利于激发便意和排便反射，预防便秘或减轻便秘的症状。

（5）发作期间应卧床休息，使用床档，恢复期要鼓励患者做适当的体育锻炼，但不宜做剧烈运动。

（6）尿路的护理：告知患者尿路感染的症状和体征，同时指导患者进行膀胱功能的训练，保持大便通畅，做好皮肤护理、会阴护理。

（7）呼吸肌麻痹者，应做气管切开，使用人工呼吸或机械辅助呼吸。

2. **言语、视力障碍的护理**　视力障碍常是多发性硬化的首发症状，表现为单眼视力下降，双眼同时受累很少见，一侧受累后2~3周出现另一侧受累，常伴眼球疼痛。发生言语障碍和视力障碍往往导致患者自卑、焦虑、沉默寡言，这就要求护理人员首先要与患者建立良好的护患关系，以真诚的态度与患者进行有效的沟通，及时了解患者的心理需求，消除患者的忧虑，解决患者的问题。其次要鼓励患者从单音、单字、单词开始言语训练，指导家属多进行简单对话，创造多说多练的语言环境，对患者的每一点进步都及时给予肯定和表扬，使其增强信心。视力的恢复则是一个缓慢的过程，向患者耐心做好宣教解释工作，做好生活护理的每一个环节，如让患者收听广播、音乐等，创造轻松的环境氛围。

3. **康复功能训练**　多发性硬化患者康复功能训练主要包括肢体运动功能和膀胱功能训练。

（1）肢体无力常导致患者行走困难、卧床不起或跌倒，故早期的功能训练尤为重要。康复的原则是采取被动运动和主动运动相结合，对瘫痪肢体，早期注意保持肢体功能位，行被动按摩及屈伸运动，鼓励和指导患者完成生活自理能力的训练，如穿脱衣、鞋、帽及进餐等。若条件许可则尽早下床活动，遵循扶杆、拄拐站立、移动、步行等循序渐进原则，做到劳逸结合，从而使肢体功能恢复,防止肌肉萎缩、关节强直、废用综合征的发生。

(2)患者常因排尿障碍需留置尿管,应定时夹放尿管,加强尿道口护理,防止尿路感染,同时指导患者膀胱训练的方法和步骤,教会其排尿方法,达到自行排尿的目的,每2小时开放尿管1次,开放尿管时嘱患者排尿,如若夹闭尿管期间患者有尿意,应立即开放尿管。或者采用间歇性导尿的方法,根据患者日常习惯,制定一份间歇性导尿、饮水及进食的时间表,训练患者的膀胱功能。

急性播散性脑脊髓炎患者的护理措施有哪些?

1. 肢体功能的康复训练 急性期保持各关节的功能位置,预防关节畸形,每日行肢体按摩2~3次,每次20分钟,以促进血液循环,防止肌肉萎缩,急性期后期开始进行患肢被动运动,促进肢体功能恢复。

2. 甲泼尼龙冲击治疗的护理 应用甲泼尼龙时,稀释在盐水当中,速度不能太快,同时观察血压、脉搏、神志、尿量,有异常时应及时通知医生。冲击疗法后使危象缓解则改为小计量的泼尼松口服,大剂量激素可引起高血糖、高血压、水钠潴留等不良反应,还可致感染性疾病的发生,加强基础护理,饮食中应注意补充钾离子,保持水电解质平衡和重要脏器的功能,预防并发症,防止感染的发生。

3. 大剂量丙球冲击的治疗护理 丙球蛋白具有免疫替代作用及免疫调节的双重治疗作用,输注过程中速度要慢,用药期间密切观察患者病情变化,协助医生做好应急准备,发生寒战、发热时遵医嘱给予地塞米松抗过敏治疗。

4. 合并肺部感染的护理 协助患者采取舒适体位,并保持呼吸道通畅,每2小时翻身拍背1次,以助排痰,嘱患者多饮水,正确留取痰培养,依据不同的致病菌采取相应的抗生素治疗。

5. 合并尿路感染的护理 保持床单位清洁、平整、严格无菌操作下导尿,留置尿管的患者每天膀胱冲洗2次,尿管应2~3小时开放1次,以免尿液淤积膀胱,过度膨胀,所以应让患者经常排空膀胱,可除去感染的尿液,每天多饮水,以增加尿液。

6. 机械通气的护理 急性脊髓炎的患者起病急,发展迅速,常可在数小时至2~3天发展至完全性瘫痪,由于病变累及脊髓的任何节段,可出现呼吸困难,应有呼吸机辅助呼吸,注意呼吸机的湿化瓶应及时添加湿化水,以达到呼吸道湿滑作用,气管套管的气囊应保持充气状态,每6小时放气1次,放气时间小于10分钟,保持呼吸机的清洁,每周消毒1次。

第二章 脑血管疾病

第一节 概　述

什么是脑血管疾病?

脑血管疾病是指脑血管病变所引起的脑功能障碍。临床上以急性发病居多,多为中老年患者,表现为半身不遂、言语障碍等,俗称中风或卒中。

1. 常见的脑血管疾病

(1) 短暂性脑缺血发作(TIA)。

(2) 脑出血。

(3) 脑梗死。

(4) 脑血管性痴呆。

(5) 高血压脑病。

(6) 颅内动脉瘤。

(7) 颅内血管畸形。

2. 脑血管疾病的危险因素

(1) 高血压。

(2) 吸烟与饮酒。

(3) 心脏病:心瓣膜疾病、冠心病、心肌梗死。

(4) 高脂血症。

(5) 饮食与肥胖。

(6) 糖尿病。

(7) 遗传因素。

(8) 其他:超重、口服避孕药、体力活动减少等。

3. 病因

(1) 血管壁病变:以高血压性动脉硬化和动脉粥样硬化所致的血管损害最

为常见。

（2）血液成分改变：血液黏滞性升高，如高脂血症、白血病、红细胞增多症等；凝血机制异常，如血小板减少性紫癜、血友病、弥散性血管内凝血（DIC）等。

（3）血流动力学改变：如高血压、低血压及心功能障碍等。

（4）其他：如颈椎病、肿瘤压迫邻近大血管等。

什么是短暂性脑缺血发作？

短暂性脑缺血发作简称 TIA，是颅内动脉病变引起的一过性或短暂性、局灶性脑或视网膜功能障碍，临床症状一般持续 10~15 分钟，多在 1 小时内恢复，不超过 24 小时。

1. 临床表现　好发于 50~70 岁，男性多于女性，患者多伴有高血压、动脉粥样硬化、心脏病、糖尿病和血脂异常等脑血管病的危险因素。起病突然，迅速出现局灶性神经系统或视网膜的功能缺损，一般持续 10~15 分钟，多在 1 小时内恢复，最长不超过 24 小时，不遗留神经功能缺损体征。多有反复发作的病史，每次发作时的临床表现基本相似。

2. 病因和诱因　高血压、高脂血症、动脉粥样硬化、糖尿病是最主要、最常见的原因，而过度用脑、情绪激动、寒冷、劳累、应激性情感反应、剧烈的运动则可促其发生。

什么是脑卒中？

脑卒中又称卒中或脑血管意外，是指急性起病，由于脑局部血液循环障碍所导致的神经功能缺损综合征，症状持续时间至少 24 小时，脑卒中引起的神经系统局灶性症状，与受累脑血管的血供区域相一致。

脑卒中分为两种类型，即缺血性脑卒中和出血性脑卒中。缺血性卒中包括脑梗死、脑血栓和脑栓塞。出血性脑卒中包括脑出血、蛛网膜下腔出血等疾病。

1. 病因　血管壁病变：脑动脉粥样硬化、高血压小脑动脉硬化、血管的先天发育异常和遗传疾病、各种感染和非感染性动静脉炎、中毒代谢及全身性疾病导致的血管壁病变；心脏病、侧支循环发育先天缺陷。

2. 诱发因素　糖尿病、高血压、高血脂、血友病、心脏病、血黏度高、心动过缓、血管硬化；过度劳累如用力过猛、超量运动、突然坐起或起床等体位改变；气候变化、妊娠、大便干结、看电视过久、用脑不当；饮食不佳、情绪不佳。

3. 并发症　脑卒中常会并发其他脏器的疾病，常见的有肺部感染、压疮、急性消化道出血、脑心综合征、中枢性呼吸困难、中枢性呃逆、膀胱及直肠功能障碍、肾衰竭及电解质紊乱、中枢性体温调节障碍。

出现什么症状时提示脑卒中？

大多数脑卒中在发作前都会有一些预警信号，这些信号在几分钟或者几秒钟内可以缓解，往往被人们忽略或者有人抱有侥幸心理，当出现以下任意一种症状，都有可能提示您已经发生脑卒中：突然出现一侧肢体无力或麻木、面部麻木、口角㖞斜，或者突然说话不清、言语困难、头痛、头晕伴恶心、呕吐，严重的也可能出现意识障碍或者突然抽搐。当出现以上症状时，请身边的人立即联系120，及时就诊。

什么是脑出血？

脑出血是指原发性非外伤性脑实质内出血，也称自发性脑出血，占急性脑血管病的20%~30%。脑出血也是民间所说的脑溢血，属于脑卒中的一种，是中老年高血压患者一种常见的严重脑部并发症。

1. 最常见的病因　就是高血压合并细小动脉硬化，其他包括脑血管畸形、动脉瘤、血液病、血管炎、瘤卒中等。此外，血液因素有抗凝、抗血小板或溶栓治疗，嗜血杆菌感染、白血病、血栓性血小板减少症，以及颅内肿瘤、酒精中毒及交感神经兴奋药物等。用力过猛、气候变化、情绪激动等则为脑出血的诱发因素。临床上脑出血发病十分迅速，主要表现为意识障碍、肢体偏瘫、失语等神经系统的损害。它起病急骤、病情凶险、死亡率非常高，是目前中老年人致死性疾病之一。

2. 危险因素　高血压、高血脂、糖尿病、心脏疾病、吸烟、饮酒、肥胖、血液成分因素。

脑出血的表现有哪些？

脑出血常发生于50岁以上的患者，多有高血压病史，发病前多无预感，绝大部分患者在活动中或者情绪激动时突然发病，数分钟或数十分钟病情达到高峰。发病后表现有剧烈头痛、呕吐、意识障碍、呼吸深且有鼾声、脉搏慢而有力、血压高、大小便失禁、偏瘫、病理征阳性等共性症状。其临床表现的轻重主要取决于出血量和出血部位。

1. 基底节区（壳核）出血　是最常见的出血部位。其典型的临床症状为对侧"三偏"（偏瘫、偏身感觉障碍、偏盲）症状。出血量大时很快昏迷，在数小时内迅速恶化。

2. 丘脑出血　最突出的表现是偏身感觉障碍，可伴有偏身自发性疼痛和感觉过度，尚可有偏瘫失语和精神症状。

3. 脑叶出血　临床表现为头痛、呕吐等，较少昏迷。根据累及脑叶的不同，出现局灶性定位征象，如额叶的偏瘫、运动性失语、遗尿便等，顶叶的偏身感觉障碍，颞叶的感觉性失语、精神症状等，枕叶的视野缺损等。

4. 脑桥出血　脑桥是脑干出血的好发部位。早期表现患侧面瘫、对侧肢体瘫，称为交叉瘫，如果出血量大（＞5ml）则出现四肢瘫、瞳孔呈针尖样、中枢性高热、昏迷、去皮质强直、呼吸不规则等严重症状，预后多数较差。

5. 小脑出血　约占脑出血的10%，临床表现常先出现头晕、枕部头痛、频繁呕吐、走路不稳、说话不清、颈部强直，如果出血量大，压迫延髓生命中枢可突然死亡。

6. 脑室出血　占脑出血的3%~5%，临床表现为剧烈头痛、频繁呕吐、颈强直、克尼格征阳性。出血量大时，很快进入昏迷或昏迷逐渐加深，双侧瞳孔缩小呈针尖样，病理反射阳性，早期呈现去大脑强直发作，常出现上消化道出血、中枢性高热、大汗、血糖升高、尿崩症等。

什么是蛛网膜下腔出血？

1. 病因

（1）颅内动脉瘤破裂引起的最常见，占50%~85%。

（2）血管畸形，主要是动静脉畸形，青少年多见，占2%左右。

（3）颅内异常血管网症、烟雾病约占1%。

（4）其他：夹层动脉瘤、血管炎、血液病等。

（5）部分患者出血原因不明，如原发性中脑周围出血。

2. 蛛网膜下腔出血的危险因素　主要是导致颅内动脉瘤破裂的因素，包括高血压、吸烟、大量饮酒、既往有动脉瘤破裂病史、动脉瘤体积较大、多发性动脉瘤等。与不吸烟者相比，吸烟者的动脉瘤体积更大，且更容易出现多发性动脉瘤。

3. 蛛网膜下腔出血　最具诊断价值和特征性的检查是腰椎穿刺脑脊液检查，其压力增高（＞200mmH$_2$O），肉眼观察均为一致性的血性脑脊液，镜检可见大量红细胞。

4. 蛛网膜下腔出血的常见原因　动脉瘤、脑血管畸形、脑底异常血管网病、血液病等是蛛网膜下腔出血的常见原因。由于动脉瘤、脑血管畸形、脑底异常血管网病等的血管发育不全、厚薄不一，当患者血压控制不当、情绪激动或者用力咳嗽、用力排便时，血管极易破裂出血。再出血的病死率为50%，发病后24小时内再出血的风险最大，以后4周内再出血的风险均较高。

5. 并发症

（1）再出血：是一种严重的并发症，再出血的病死率约为 50%。临床表现为在病情稳定或好转的情况下，突然发生剧烈头痛、恶心呕吐、意识障碍加深。

（2）脑血管痉挛：20%~30% 的患者可出现脑血管痉挛，引起迟发性缺血性损伤，可继发脑梗死。临床表现为意识改变、局灶性神经功能损害体征。

（3）脑积水：轻者表现为嗜睡、精神运动迟缓和记忆力损害，重者出现头痛、呕吐、意识障碍等。

如何区分脑栓塞和脑血栓？

1. 脑栓塞　是指血液中各种栓子（如心脏内的附壁血栓、动脉粥样硬化的斑块、脂肪、肿瘤细胞、纤维软骨或空气等）随血流进入脑动脉而阻塞血管，当侧支循环不能代偿时，引起该动脉供血区脑组织缺血性坏死，出现局灶性神经功能缺损，脑栓塞占脑卒中的 15%~20%。

2. 脑血栓　是脑动脉主干或皮质支动脉粥样硬化导致血管增厚、管腔狭窄闭塞和血栓形成，引起脑局部血流减少或供血中断，脑组织缺血缺氧导致软化坏死，出现局灶性神经系统症状。

3. 区分　脑血栓是在脑动脉粥样硬化和斑块基础上，血液的有形成分附着在动脉的内膜形成血栓。脑栓塞是指因异常的栓子沿血循环进入脑动脉系统，引起动脉管闭塞。前者是病灶原发的，后者是其他地方的栓子运动到患处的。

什么是脑梗死？

脑梗死又称缺血性脑卒中，是指因脑部血液循环障碍，缺血、缺氧所致的局限性脑组织的缺血性坏死或软化，临床上最常见的有脑血栓形成、脑栓塞及腔隙性脑梗死。

1. 常见症状　感觉障碍、昏迷、偏瘫、颅内压增高、神志不清。

（1）早期症状：头痛、头晕、眩晕、短暂性肢体麻木、无力。

（2）晚期症状：双眼向病灶侧凝视、中枢性面瘫及舌瘫、假性延髓性麻痹。如饮水呛咳和吞咽困难，出现意识障碍、甚至脑疝死亡。

2. 诱因

（1）高血压、糖尿病、高脂血症、心脏病。

（2）饮食因素：暴饮暴食、饮食油腻、吸烟、饮酒等。

（3）气候因素：天气寒冷。

（4）情绪激动、便秘、用力排便。

（5）过度劳累、经常熬夜、剧烈运动等都是脑梗死的诱发因素。

3. 并发症　心肌梗死、肺部感染、尿路感染、肾功能不全、压疮、关节挛缩、应激性溃疡、继发性癫痫、痴呆、脑梗死后的精神等问题。

什么是高血压脑病?

高血压脑病常见于高血压患者，由于动脉压突然急骤升高，导致脑小动脉痉挛或脑血管调节功能失控，产生严重脑水肿的一种急性脑血管疾病。

1. 常见病因

（1）原发性高血压：发病率为1%左右，高血压病史较长，有明显脑血管硬化者更易发生。既往血压正常而突然出现高血压的疾病，如急进性高血压和急性肾小球肾炎患者也可发生。

（2）继发性高血压：如妊娠高血压综合征、肾小球肾炎、肾动脉狭窄、嗜铬细胞瘤等血压增高，也有发生高血压脑病的可能。

（3）某些药物或食物诱发高血压脑病：少数情况下，高血压患者应用单胺氧化酶抑制剂的同时，又服用萝芙木类、甲基多巴或节后交感神经抑制剂，也会引起与高血压脑病相似的症状。进食富含胺类的食物也可诱发高血压脑病。

（4）颈动脉内膜剥离术后：高度颈动脉狭窄患者行颈动脉内膜剥离术后，脑灌注突然增加，也可引起高血压脑病。

2. 临床表现

（1）动脉压升高：原来血压已高者，在起病前，再度升高，舒张压达120mmHg（16kPa）以上，平均动脉压常在150~200mmHg（20.0~26.7kPa）。

（2）颅内压增高：由脑水肿引起，患者剧烈头痛，喷射性呕吐，视盘水肿，视网膜动脉痉挛并有火焰样出血、动脉痉挛及绒毛状渗出物。

（3）意识障碍：可表现为嗜睡甚至昏迷，精神错乱也有发生。

（4）癫痫发作：可为全身性局限性发作，有的出现癫痫持续状态。

（5）阵发性呼吸困难：由呼吸中枢血管痉挛、局部缺血及酸中毒所引起。

（6）头痛：常是高血压脑病的早期症状，多数为全头痛或额顶部疼痛明显，咳嗽、活动用力时头痛明显，伴有恶心、呕吐，当血压下降后头痛可缓解。

（7）脑水肿症状为主：大多数患者具有头痛、抽搐和意识障碍三大症状，称为高血压脑病三联征。

（8）其他脑功能障碍的症状：如失语、偏瘫等。

什么是颅内动脉瘤？

颅内动脉瘤是脑动脉管壁局限性异常扩张，造成动脉壁病理性瘤状膨出。

颅内动脉瘤并非一般意义上的肿瘤，无所谓良性、恶性。颅内动脉瘤为发生在颅内动脉管壁上的异常膨出，所以它不是肿瘤，但是动脉瘤会生长，扩大的速度与多种因素有关，高血压是导致动脉瘤逐渐扩大的一个重要后天因素。

1. 形成原因

（1）先天性因素：脑动脉管壁的厚度，为身体其他部位如心脏血管管径的2/3，在发出分支的分叉部又最易受到血流冲击，如果这些部位原来就存在先天动脉壁发育不好，时间长了受血流冲击就可以发展成动脉瘤。

（2）动脉硬化：动脉硬化使动脉壁弹力纤维断裂及消失，损伤的动脉血管壁长期受血流冲击，局部膨出而形成动脉瘤。

（3）感染因素：约有4%的动脉瘤是由于感染因素引起的，身体各部的感染皆可以小栓子的形式经血液播散停留在脑动脉的终末支，引起感染性或真菌性动脉瘤。

（4）其他：如外伤、烟雾病等都可能导致颅内动脉瘤发生。

2. 临床表现

（1）20%~59%的动脉瘤在破裂出血前出现预警症状，如头痛、头晕、视野缺损、眼外肌麻痹等。

（2）动脉瘤性蛛网膜下腔出血的典型表现是突发的剧烈头痛、呕吐、畏光和烦躁不安，约50%患者意识丧失，多历时短暂，一般不超过1小时，出血量大可持续昏迷直至死亡。

（3）约15%的颅内动脉瘤出现局灶性症状，因部位不同而异，常见动眼神经麻痹、偏头痛、眼球突出、视野缺损、三叉神经痛及下丘脑症状等。

3. 破裂征兆　动脉瘤在破裂前往往有一个突然扩张或局部少量漏血的过程，表现为突然头痛、脖子发硬、眼皮下垂等。患者也会因动脉瘤体积增大而导致缺血性卒中的一系列症状，如头晕、肢体麻木无力等。

什么是脑血管性痴呆？

脑血管性痴呆是脑血管病变所致的痴呆，因此其症状主要包括人格改变、认知功能障碍、非认知功能损害及相关脑血管病的神经功能障碍。

1. 人格改变　患者随着病情进展出现不同程度的人格改变，常出现淡漠、自私现象，具体表现为不认识亲戚朋友、不知道饥饱、不知道冷暖、脾气古怪。

2. 认知功能障碍　近事记忆力差，远事记忆力也逐渐减退，工作能力下降，工作效率低下，思考能力及对事物的理解能力均下降。

3. 非认知功能损害　主要体现在患者出现不同程度的情感障碍、行为异常、感知障碍、睡眠障碍、行为异常；多有情绪不稳，易激动，无故抑郁、流泪、紧张、焦虑等；行为异常以反应迟钝最多见，而感知障碍最常见的为患者会出现幻听。

4. 合并脑血管病　脑血管性痴呆的患者大多合并脑血管病，其中包括高血压、冠心病、动脉硬化、糖尿病、脑供血不足等，继而出现各种脑血管病的神经功能障碍。

什么是颅内血管畸形?

颅内血管畸形是脑血管先天性、非肿瘤性发育异常，是指脑血管发育障碍而引起的脑局部血管数量和结构异常，并对正常脑血流产生影响。

1. 头痛　表现为单侧局部或者全头痛，间断发作或者持续发作，有些患者会出现迁移性头痛，突发出血，会导致急性头痛。

2. 癫痫发作　表现为大发作，也有的患者表现为局限发作，长期癫痫者会导致智力下降。

3. 颅内出血　出现头痛、呕吐、意识障碍，甚至脑疝等，会导致死亡。

4. 神经功能缺损　突发出血导致的脑内血肿，可以造成患者急性偏瘫、偏盲、偏身感觉障碍、失语。未出血的患者，也会导致进行性的神经功能缺失，如运动、感觉、视力、视野、语言、记忆力、智力、计算力等功能障碍。

5. 其他症状　部分患者可出现颅内吹风样杂音，常见于较大、较浅的动静脉畸形。

第二节　治　疗

短暂性脑缺血发作如何治疗?

1. 主要治疗　病因方面是针对可能存在的脑血管病危险因素进行治疗，如高血压、糖尿病、血脂异常等；药物方面根据病情选用抗血小板治疗、抗凝治疗；外科手术和血管介入治疗。

2. 检查　头颅 CT 和 MRI 检查即可确诊。

脑卒中患者呃逆如何处理？

有高血压、高血脂等危险因素的老年患者，因为有动脉粥样硬化等疾病，会引起大脑供血不足，出现自主神经功能紊乱，刺激横膈异常收缩，而出现呃逆，也就是人们常说的打嗝。

1. 屏气法　嘱患者深吸一口气，憋气数秒钟后，用力呼吸，反复若干次。

2. 按压眶上神经法　患者平卧或坐位，按压双侧眶上，适度旋转，同时有节奏屏气。

3. 饮食法　快速喝一杯水，或吞咽冰块或较干的食物。

哪些疾病容易发生脑卒中？

1. 糖尿病　糖尿病患者中，动脉粥样硬化、肥胖、高血压及高血脂的发生率均高于非糖尿病患者。高血糖是脑卒中发病的独立危险因素，糖尿病患者发生卒中的危险性是普通人的 4 倍，脑卒中病情的轻重及预后都与血糖的水平有关。

（1）糖尿病患者，胰岛 B 细胞分泌胰岛素绝对或相对不足，引起糖、脂肪和蛋白质代谢紊乱，其中以糖代谢紊乱为主。胰岛素不足使葡萄糖转化为脂肪而使葡糖糖的贮存量减少，大量脂肪被分解成三酰甘油和游离脂肪酸，尤以胆固醇增加更为显著，以致造成高脂血症，加速糖尿病患者动脉硬化。

（2）糖尿病患者的血液常呈高凝状态，血小板凝集功能亢进，血液有不同程度的凝固现象。

（3）糖尿病时，激素调节能力异常，生长激素增多使血小板凝集黏附性增高，胰高血糖素分泌增多使纤维蛋白原增加，血黏稠度增加，局部血流相对缓慢。

所以，糖尿病患者容易引发动脉硬化、高血脂、高血压，最终发生脑卒中。因此，对糖尿病患者要进行疾病的基础知识教育，使其合理饮食、适当运动和正确应用药物治疗，控制血糖。

2. 心脏病　当发生心功能不全、心肌缺血、频繁期前收缩、房室传导阻滞时，可使脑循环血流量减少，加上脑动脉硬化，最终导致脑卒中的发生。所以，当患者患有各种心脏病时，应注意脑卒中的发生。

3. 高血脂　高脂血症使血液黏稠度增高，血流缓慢，增加了血栓形成的危险性，高脂血症还可以引起动脉内膜脂质沉着，加速动脉粥样硬化，最终引发脑卒中。所以对于高血脂的患者，应强调以控制饮食及体育锻炼为主，辅以药物治疗，如他汀类药物，改变不良的生活方式，并定期复查血脂。

脑卒中会复发吗？有遗传性吗？

脑卒中复发相当普遍，脑卒中复发导致患者已有的神经功能障碍加重，并使死亡率明显增加。首次卒中后 6 个月内是卒中复发危险性最高的阶段，有研究将卒中早期复发的时限定为初次发病后的 90 天内，所以在卒中首次发病后有必要尽早开展二级预防工作。

脑血栓虽然被认为有遗传倾向，但主要与生活环境、饮食习惯有关，这就是说，父母患病其子女不一定患病，当然，这些人比非脑血栓患者的子女患病可能要大些，尤其是父母双方都是脑血栓患者，其子女脑血栓的患病率要比一般人子女高很多。

脑梗死的患者为什么要做血管造影检查？

脑血管造影可以观察脑血管的走行、有无移位、闭塞和有无异常血管等，而且是其他检查方法所不能取代的。其优点为简便快捷，血管影像清晰，三维显示减影血管；并可做选择性拍片，减少 X 线曝光剂量。

脑梗死患者首选头颅 MRI。

脑梗死和脑出血患者血压应控制在何水平？

1. 脑梗死　对于既往有高血压的患者，建议将收缩压维持在 180mmHg 左右，舒张压维持在 100~105mmHg；对于既往无高血压的患者，最好收缩压维持在 160~180mmHg，舒张压维持在 90~100mmHg。

2. 脑出血

（1）对无并发症的患者，要求降血压降至 140/90mmHg 左右。如收缩压低于 90mmHg，应立即停止降压，必要时进行升压。过度降压会使心、脑、肾供血不足。

（2）有高血压病史的患者，血压水平应控制在平均动脉压 130mmHg 以下。

什么是静脉溶栓？

对于急性缺血性梗死发病 3 小时内，无溶栓禁忌证者，推荐静脉内使用组织型纤溶酶原激活药或尿激酶。

1. 适应证

（1）急性缺血性卒中。

（2）发病 3 小时内。

（3）年龄为 18~70 岁。

2. 禁忌证

（1）凡有出血性疾病或出血倾向者均不宜使用。

（2）严重心、肝、肾功能不全或严重糖尿病患者。

（3）体检发现有活动性出血或外伤（如骨折）的证据。

（4）已口服抗凝药且凝血酶原时间国际标准化比值＞1.5，或者 48 小时内接受过肝素治疗。

（5）血小板计数＜ 100×10^9/L，血糖＜ 2.7mmol/L。

（6）收缩压＞ 180mmHg，或舒张压＞ 100mmHg。

（7）妊娠。

3. 治疗前应做的检查

（1）监测患者的生命体征、症状、体重，并做好记录，配合医生完成 CT、TCD 等辅助检查。

（2）遵医嘱及时、准确采集血标本，如血、尿、便常规，血型、出凝血时间等。

（3）给予患者静脉留置针，建立可靠的静脉通道（建立两条静脉通道，一条用于溶栓药物的输入，另一条用于补液或加用抢救药物），遵医嘱术前用药。

什么是脑血管介入治疗?

利用导管操作技术，在计算机控制的数字减影支持下，对累及神经系统血管内的病变进行诊断和治疗，如脑血管造影、动脉狭窄球囊扩张、置入支架、动脉瘤的介入栓塞，具有创伤小、疗效好、恢复快、直观可靠的特点。

1. 术前准备

（1）术前准备：配合医生完成各种检查、化验，如心肺功能检查，血常规、尿常规、便常规，生化全项，凝血功能化验等，颈部血管彩超及头部 MRI、MRA、弥散加权成像检查，明确血管病变程度。手术前根据医嘱给予相应口服药，准备好手术中、手术后药品和用物。

（2）心理支持：由于患者及其家属对脑血管介入诊疗新技术认识不足，表现为焦虑、恐惧等负性心理，护士应多与患者沟通，利用掌握的知识有针对性地进行讲解，如简单介绍手术过程、手术方法、注意事项等，解除患者的心理压力。

（3）患者准备：术前 1 天嘱患者沐浴更衣，进行双侧腹股沟区备皮，指导患者适应性训练，如变换体位，床上排尿、排便，深呼吸、屏气、咳嗽等，对于有认知功能障碍、不能配合的患者应行留置导尿，术前4小时禁食水，建立静脉通道。

（4）物品准备：备好介入治疗所需材料，药品（如肝素、利多卡因）、弹力绷带、医用沙袋。床边备好监护仪、吸氧和吸痰装置、输液用品。

2. 用药注意事项　对于实施脑血管介入治疗的患者，如支架置入患者至少于术前3天给予阿司匹林100~300mg/d，口服，波立维75mg/d。

（1）血管扩张药的应用：如尼莫地平（尼莫同），防止血管痉挛，在使用过程中，应做好如下观察和护理：①控制滴速，术后使用尼莫地平要求维持24小时，滴速要均匀缓慢，可采用输液泵控制滴速。②药物应保存在阴凉处，并给予遮光设备。③胃肠道反应，如恶心、胃肠道不适。④神经系统反应，如头晕、头痛，调慢滴速后头痛可缓解。

（2）心血管系统反应：低血压患者（收缩压< 100mmHg）应慎用。

（3）抗凝药的使用：为预防血栓形成，术前、术后患者要进行抗血小板聚集治疗，按时给药，并向患者解释服药的重要性，使患者主动配合。

（4）降压药的使用：严格按照医嘱执行并密切观察血压变化情况。

长期服用阿司匹林应注意哪些问题？

1. 服用阿司匹林药物常有胃肠道出血、出血时间延长、变态反应、肝肾功能损害等不良反应。文献报道，阿司匹林导致胃肠道出血的发生率增高4倍，尤其老年或原有消化性溃疡的患者，所以服用阿司匹林期间，一定要注意观察有无出血点或者大便是否呈黑色等出血倾向，出现异常及时就诊。

2. 阿司匹林不宜与抗凝药物（双香豆素、肝素）及溶栓药（链激酶）同用，与糖皮质激素同用，可增加胃肠道反应，阿司匹林可加强口服降糖药及甲氨蝶呤的作用，不应同用。

3. 阿司匹林应在25℃以下的温度保存，取出后应立即服用；宜在饭后温水送服，不可空腹服用；必须整片吞服，不得碾碎或溶解后服用；服用本药品期间不得饮酒或含有乙醇的饮料；痛风、肝肾功能减退、心功能不全、鼻出血、月经过多及有溶血性贫血史的患者慎用。

颅内动脉瘤能手术治疗吗？会复发吗？

颅内动脉瘤是否需要手术，主要看是否破裂出血，动脉瘤的大小、形态、位置和患者情况。当动脉瘤直径< 5mm并且未出血，不建议手术；当动脉瘤体积增大、形态改变、破裂出血或者动脉瘤未破裂但已经导致心理障碍，影响患

者工作生活，则可以考虑手术治疗。复发率为 10%~20%。

脑血管性痴呆的患者住院后应如何治疗？

1. 治疗原发性脑血管疾病。高血压治疗，一般认为收缩压控制在135~150mmHg，可改善认知功能，抗血小板聚集治疗，阿司匹林等改善脑循环；Ⅱ型糖尿病是脑血管性痴呆的一个重要危险因素，糖尿病患者的降糖治疗对脑血管性痴呆有一定的预防意义。用他汀类药物可以降低胆固醇，对预防脑血管有积极的意义。

2. 认知症状的治疗。维生素 E、维生素 C 和银杏叶制剂等可能有一定的辅助治疗作用；比拉西坦、尼麦角林等有助于症状改善。

3. 对于患者出现的精神症状、各种不良行为、睡眠障碍等，应进行相应的药物治疗。

颅内血管畸形患者的常规治疗有哪些？

1. 卧床休息，避免剧烈活动和情绪波动，保持通便和戒烟等。
2. 正规服用抗痫药控制发作。
3. 出血急性期适当用脱水药、止血药等。

第三节 护 理

短暂性脑缺血发作的护理重点有哪些？

1. **安全指导** 短暂性脑缺血发作时因患者一过性失明或眩晕，容易跌倒和受伤，应告知患者当出现"头晕、视物模糊"等不适时不要活动，卧床休息，若在活动过程中出现上述症状，应立即停止活动，就地休息，防止摔伤。患者入院后，向患者进行入院宣教，熟悉医院环境，告知患者穿防滑鞋，妥善固定床、床头柜等设施，并教会患者及其家属使用床档；运动方面可以适当地进行体育锻炼，但应避免剧烈运动，运动可以改善心脏功能、增加脑血流量、改善微循环，也可以降低已升高的血压，控制血糖水平和降低体重。

2. **用药护理** 指导患者遵医嘱正确用药，不能随便更改、终止或自行购药服用，告知患者药物的作用机制、不良反应及用药注意事项。

3. **预防** 主要是防治高血压和动脉硬化，如有心脏病、糖尿病、高血脂等应积极治疗。

出血性脑卒中的护理措施有哪些?

1.急性期应嘱患者卧床休息2~4周,一切活动都在床上进行。保持病房安静,避免患者情绪激动,不要来回搬动患者。床头抬高15°~30°,以利于静脉回流,减轻头部过度充血、水肿。

2.严密监测患者生命体征,遵医嘱使用药物,将血压维持在一定范围内,防止血压升高,注意患者瞳孔、意识的改变,床头备好急救药品,做好抢救准备。

3.保持患者呼吸道通畅,及时清除呼吸道分泌物。昏迷的患者应将头偏向一侧,以利于口腔分泌物及呕吐物排除,并可防止舌根后坠,及时吸出口腔内的分泌物及呕吐物,必要时气管切开。

4.吸氧。有意识障碍、血氧饱和度下降的患者应给予吸氧。

5.鼻饲。昏迷或有吞咽困难者应给予留置胃管。

6.明显头痛或急躁的患者,遵医嘱可以使用镇静药物,对于便秘的患者,及时使用缓泻药,避免患者用力排便,诱发脑出血。

7.遵医嘱使用脱水、降颅内压的药物,减轻脑水肿。

8.保持良好的心态,保持乐观情绪,避免过于激动,注意饮食,要注意低脂、低盐、低糖,少吃动物的脑、内脏,多吃蔬菜、水果、豆制品,配适量瘦肉、鱼、蛋品。

9.防止劳累。体力劳动和脑力劳动不要过于劳累,超负荷工作可诱发脑出血。注意天气变化,寒冷天血管收缩,血压容易上升,要注意保暖,使身体适应气候变化,还要根据自己的健康状况,进行一些适宜的体育锻炼,如散步、做广播体操等,以促进血液循环。

10.心理护理。

出现一侧肢体麻木、口眼歪斜怎么处置?

当患者出现一侧肢体麻木、口眼歪斜时应采取以下措施。

1.家属或目击者应保持冷静,不要摇晃其身体,也不可将患者扶起,应2~3人同时将患者抬起,一人托住患者的头,一人托住患者的头和肩,保持头部不受到震动,同时将患者抬起,放于平面上或者床上。然后紧急拨打120,说明病情、地址、联系电话,向急诊医生寻求正确处理方法。

2.在急救车未到达之前,应将患者仰卧,头偏向一侧,以防止痰液或者呕吐物引起呛咳,造成窒息。若患者口鼻中有分泌物,应及时清除,保持呼吸道通畅，不要盲目喂水、喂药，如有义齿也应取出，也可解开患者领口纽扣、领带、裤带。在医生未到达之前，应禁止喂食。

脑卒中患者吞咽困难应该怎么进食？

1. 对于吞咽困难的患者，首先应进行心理护理，积极引导患者克服恐惧、自卑、紧张的心理，通过安慰和启发，鼓励其进食。训练方法及步骤主要包括微笑、皱眉、张口、伸舌、吸吮、鼓腮、咀嚼、空咽、咽小冰块等，依次进行，部分患者可以配合行针灸刺激治疗。

2. 食物选择方面，应以半固态食物为主，如蛋羹、酸奶等，逐步增加固体食物。吞咽困难的患者饮水应少量多次，禁止使用吸管，进食时不要和患者聊天，应采取坐位或者摇高床头，进食后半个小时之内不能平躺。

3. 如若患者呛咳明显，必要时留置胃管，以免发生误吸。

留置胃管的脑卒中患者护理上有哪些注意事项？

1. 注意鼻饲管的深度，不宜过深，以免卷曲、打折，也不宜过浅，避免脱出。

2. 鼻饲前回抽胃液，确定胃管是否在胃内。定时定量进行鼻饲，并注意鼻饲液的选择，避免给予过热或过冷的食物。

3. 每次鼻饲完毕后，需用温开水冲洗鼻饲管。

4. 定期更换鼻饲管，每天进行口腔护理，及时清理分泌物。

5. 妥善固定胃管，防止患者将胃管拔出。

如何与言语障碍的脑卒中患者进行交流？

1. **书写法**　适用于会书写的患者，给予患者纸和笔，告知患者有问题时及时写出来交流。

2. **图片法**　事先做好日常生活中用到的实物图片，如茶杯、饭碗、床、人面像等，并约定好每幅图片的意义，如茶杯表示要喝水，饭碗表示要吃饭，床表示要睡觉，人面像表示头痛等。

3. **手势法**　事先约定每个手势的意义，如伸拇指表示大便，伸小指表示小便，张口表示吃饭，手摸额头表示头痛等。

蛛网膜下腔出血患者的护理要点有哪些？

1. **一般护理**　患者头部置一软枕，床头抬高 15°~30°，头偏向一侧，腰椎穿刺后采用去枕平卧位 6~8 小时，防止脑脊液外漏，引起头痛；绝对卧床休息

4~6周，禁止坐起、如厕、沐浴等其他下床活动；加强生活护理，及时满足患者的需求；保持病房安静，给患者提供舒适、安静的休息环境；治疗和护理尽量安排在白天，集中进行操作，避免打扰患者休息；严格限制家属探视。

2. 观察病情　严密观察患者意识、瞳孔、生命体征及头痛的部位、性质和持续时间，是否伴有恶心、呕吐等症状，按时巡视病房。如出现剧烈头痛、恶心、呕吐、意识障碍、瞳孔大小变化、烦躁不安等症状，应警惕脑疝的发生。

3. 心理护理　安慰患者，消除其紧张、焦虑的心理，加强与患者的沟通交流，做任何操作之前，都应告知患者操作的目的，以取得患者及其家属理解与配合。

4. 预防并发症　严格控制补液量，按照医嘱要求速度泵入液体，避免补液过多或过快加重心脏负担。定时监测患者生化指标，避免发生电解质紊乱。预防因肢体瘫痪而易发生的压疮、肢体挛缩、坠积性肺炎及泌尿道感染等。

5. 健康教育　指导患者采用听音乐、缓慢深呼吸等方法来减轻疼痛。鼓励患者多饮水，多食新鲜水果蔬菜，并保持大便通畅，指导患者床上大小便和使用便器。注意保暖，预防感冒，保持心情愉快，避免由于咳嗽、情绪激动等原因而诱发蛛网膜下腔出血。

静脉溶栓后患者的护理要点有哪些？

1. 溶栓前后给予心电监护，监测生命体征及意识的变化，溶栓后呼唤患者，评估患者的意识状况。

2. 定期进行神经功能的评估，第1小时内30分钟1次，以后每小时1次，直至24小时，并做好相关记录。

3. 密切监测患者的血压及呼吸，如收缩压 ≥ 180 mmHg 或舒张压 ≥ 100 mmHg 时，应立即报告医生，遵医嘱使用降压药物。

4. 24小时内限制卧床，按时翻身，检查患者全身皮肤，有无瘀斑出现，防止患者出现磕、碰、撞的现象，遵医嘱监测凝血功能。

5. 减少有创操作，密切观察患者有无出血迹象，注意观察患者有无牙龈出血，有无黑粪等症状。

6. 如患者出现头痛、恶心、呕吐，应立即停止溶栓并行急诊脑部 CT 检查。

支架介入治疗术后有哪些护理要点？

1. 术后返回病房，立即连接心电监护，密切观察生命体征的变化，尤其是血压情况。

2. 术后绝对卧床24小时，穿刺肢体6~12小时制动，不能打弯，保持平直。

3.观察术区敷料有无渗血、局部有无血肿,术侧肢体绷带固定好,松紧适中,防止脱落。

4.每15分钟监测1次足背动脉搏动、下肢皮温及颜色是否正常并记录。

5.术后询问患者有无头晕、头痛或患肢有无麻木、胀痛等不适。

6.告知患者术后避免用力咳嗽、打喷嚏,以避免增加腹部压力诱发出血。

7.遵医嘱使用抗凝药物,准确记录抗凝药物泵入的时间、速度及剂量。

8.嘱患者多饮水,有利于排出造影剂,保护肾功能。

高血压脑病患者的护理措施有哪些?

1.患者绝对卧床,告知患者更换体位时动作应缓慢,保持病房环境安静整洁,做好生活护理,保护皮肤,每2小时翻身1次,并建立翻身卡,对神志不清的患者加用床档,防止坠床。

2.保持大便通畅,必要时给予缓泻药,嘱患者排便时勿用力,避免由于用力排便而使颅内压增高。

3.应用降压药的患者,应严密监测患者生命体征,遵医嘱调整药物泵入的速度、时间及用量,出现异常情况及时报告医生。

4.对发生抽搐的患者,应遵医嘱给予镇静药物,并观察患者的呼吸、意识。对于持续抽搐者,护士应守护在患者的床旁,并解开患者的衣领、除去义齿,上下齿之间置牙垫,以防咬破舌头,痰多者给予吸痰,保持呼吸道通畅。

颅内动脉瘤术后应注意哪些问题?

动脉瘤手术后,患者需定期复诊。平时坐飞机、过安检都没有问题,但由于患者可能出现脑供血不足,导致瞬间失忆,因此,应尽量避免孤身一人开车、游泳、高空作业、泡温泉等,以免因无人救援而发生意外。如果患者一旦怀疑动脉瘤出血就要保持情绪稳定,绝对卧床休息,避免剧烈运动及咳嗽,保持大小便通畅,防止血压变化,尽快由120急救车送往医院治疗。

颅内动脉瘤患者可以正常生活和工作,但一定要注意以下几个方面。

1.保持乐观积极的心态,避免过度紧张,正常工作生活。

2.积极控制危险因素,戒烟戒酒,控制血压,稳定血糖,合理安排作息时间,养成良好的生活习惯。

3.避免过度劳累,均衡休息。

4.一年复查1次,观察血管瘤形态和大小有没有变化。

5.当出现任何不适症状,如头痛、头晕、肢体麻木等,应立即就诊。

脑血管痴呆患者如何护理？

1. 入院宣教。首先向患者及其家属介绍主管医生及管床护士，以取得患者的信任，继而介绍病室环境、工作与休息时间及病房管理制度等内容，使患者尽快适应医院环境，促进康复，取得患者及其家属的配合。

2. 心理指导。医护人员应加强与患者的沟通，沟通交流应耐心、关心，使用通俗易懂的语言，避免使用专业术语，与患者建立良好的医患关系。

3. 饮食指导。指导患者饮食宜清淡，不可过饱、荤素搭配、食物尽可能多样化、不偏食，多食新鲜蔬菜水果，不吸烟、不饮酒，遵循少食多餐的原则，进食宜消化的食物。

4. 脑血管性痴呆的患者，多有记忆力减退的症状，所以平时应多指导患者动脑，用记忆、计算、读书等方法刺激大脑，并指导患者多听广播和音乐，通过声波刺激大脑皮质，从而调节人体内各个器官。鼓励患者多与人交流，也可在科室举行小型的演讲，鼓励患者参加。

5. 安全措施。脑血管性痴呆的患者存在认知及环境的适应能力障碍，所以不能让其单独外出，应有专人陪护，防止迷路、走失。应建立一张写有患者姓名、联系人电话、家庭住址的卡片，放在患者身上，以便走失时能及时找回。患者行走时，应有人在旁照看、搀扶，防止跌倒、骨折等意外的发生。

颅内血管畸形患者如何护理？

1. 一般护理　保持病房安静，减少探视，给患者提供安静舒适的病房环境，嘱患者家属减少不必要的搬动，出血的患者应绝对卧床休息 4~6 周，床头抬高15°~30°。保持患者大便通畅，排便困难的患者及时使用缓泻药，避免用力排便。对于长期卧床的患者，做好排痰护理，避免患者用力咳嗽、咳痰。

2. 心理护理　医护人员应增加与患者的沟通，向患者及其家属讲解疾病的发生发展过程。执行任何操作前，都应向患者解释操作的目的及可能出现的不良反应。

3. 健康教育　减少诱发颅内血管畸形出血的因素，避免患者剧烈咳嗽，防止感冒，避免情绪激动。嘱患者进食易消化、粗纤维的食物，保持大便通畅，避免用力排便。嘱患者保持心情愉悦，避免情绪激动。

第四节 康 复

脑卒中患者早期康复的意义是什么?

临床研究证明,脑卒中患者康复训练开始的时间越早,神经功能恢复的可能性越大,预后就越好。根据世界卫生组织(WHO)提出的标准,当患者生命体征平稳,神经系统症状不再进展 24~72 小时以后即可开始介入康复治疗护理。

早期康复的介入,能加速脑侧支循环的建立,促进病灶组织或健侧脑组织的重组或代偿,尽可能发挥脑的可塑性。多数学者认为,康复介入越早,患者功能恢复及整体疗效越好。对于急性脑卒中患者,在其生命体征稳定后进行早期系统的康复治疗是安全而有效的,不要错过最佳的康复时期。

什么是主动运动和被动运动?

1. 主动运动 是指依靠患者自身的肌力进行运动的方法,患者肌力在 3 级以上者,均可进行主动运动,单纯的主动运动一般不给予辅助,也不施加阻力,主要用于维持关节的活动范围、进行增强肌力和持久力的训练和增强肌肉之间的协调性的训练。

2. 被动运动 是指由外力作用于人体某一部分所引起的动作,一般用于维持正常或增大已受限的关节活动范围、防止肌肉萎缩和关节挛缩。

3. 肢体被动运动注意事项 在急性期,原则上要做全身所有关节各方向的最大活动范围的被动运动,但是各个关节的生理活动范围、活动度、活动方向等都是不同的,如肩关节为屈曲、外展 0°~90°、外旋 0°~30°,肘关节为屈曲 20°~120° 等,做被动关节活动时需注意事项如下所述。

(1)被动运动只在无痛范围和各个关节的生理活动范围内进行。

(2)被活动的肢体宜充分放松,并置于舒适自然的良肢位,在被动活动中,患者如果紧张,常因对抗紧张的肌群而增加用力,从而易导致损伤。

(3)当被动活动某一关节时,其近端关节要固定。

(4)被动活动时应嘱患者放松,医护人员动作缓慢柔和,手法要轻柔、准确,并要有节律性,逐步增大关节活动范围,避免冲击性或粗暴性牵扯,否则易导致损伤。

(5)避免频繁地更换患者体位,能在同一体位进行的被动活动应尽量集中进行,免得让患者频繁更换体位。

(6)有些关节和肢体容易引起变形和挛缩,需特别加以注意:①上肢,肩关节内收、内旋；肘关节屈曲；腕关节屈曲；指关节屈曲。②下肢，髋关节屈曲、内收；膝关节屈曲；踝关节伸展。

（7）被动运动、被动活动或被动关节活动训练，都是要根据关节运动学原理做动作，所以在急性期、恢复期患者的康复训练多由康复治疗师完成，作为家属或护理人员要先学习一些康复训练的基础知识，然后帮助患者进行被动运动训练。

良肢位摆放应遵循哪些原则？

1. 良肢位是针对被迫卧床的患者，保持其肢体的良好功能而将其摆放在一种体位或姿势，是早期抗痉挛的重要措施之一。早期脑卒中患者大部分时间都是在床上度过的，因此采取正确的体位非常重要，良肢位摆放是对卒中患者早期最基础的治疗，对抑制痉挛模式（上肢屈肌痉挛、下肢伸肌痉挛）、预防肩关节半脱位、早期诱发分离运动等均能起到良好的作用。一般建议 2 小时变换 1 次患者的体位，当患者能在床上翻身或主动移动时，可适当改变间隔时间。

2. 良肢位摆放原则：

（1）患者感觉舒适。

（2）保持肢体及各关节功能位。

（3）抬高受累肢体，促进肢体血液循环。

（4）适当使用支持物或保护性设施。

偏瘫的患者如何穿脱衣服？

1. 原则 穿衣时，先穿患侧，再穿健侧；脱衣时，先脱健侧，再脱患侧。衣物应选择宽松、拉力好、透气性强、易于穿脱的衣裤，上衣款式以套头式的较为便利。

2. 穿衬衫或夹克衫 穿衬衣、羊毛开衫或夹克衫时，患者将衣服横放在双膝上摆好，让袖筒悬垂于双膝之间，使得偏瘫手容易穿入其中，然后患者用健侧肢体将袖筒沿手臂上拉到肩，患者肩胛前伸，保持肘关节伸直。患者健手从身后绕过去抓住衣服，把它拉向健侧，直到健臂能穿入这一侧袖筒。

3. 脱衬衫 先将健侧衫袖脱下，或用健侧从背后将衣服拉过头部，脱衫时头垂下及向前。不少卒中患者感到单手扣纽扣有困难，解决办法是将纽扣改为魔术带，或利用纽扣辅助器。

4. 穿裤子 患者首先将患腿交叉在健腿上，然后尽可能向上套上裤腿，当这一只裤腿套好，患足已平放于地板上时，患者就可以套另一裤腿。双足负重站立，患者将臀部抬离椅子并将裤腰向上拉到腰部，接着在站立位或再次坐下后系好裤带。首先要指导患者的手不要忽略偏瘫侧，造成该侧裤子掉下。如果患者站立时维持平衡有困难，在患者面前放张桌子会有很大的帮助，能提供安全及定位的作用。

怎样指导偏瘫患者床与轮椅的转移？

1. **被动转移**　当患者自己不能移动时，帮助患者移到床边，直到两足平放在地上。帮助者的两足放在患者的两足外侧，用膝部抵住患者膝关节，帮助者将患者前臂放在自己肩上，帮助者两手环抱住患者，紧抓住患者的裤子边缘，使患者的臀部离开床面，并旋转患者接近坐位，把患者放在紧贴轮椅靠背处坐下，患者不应环抱帮助者的颈部，因为患者可能用力拉，以下肢全伸模式站立，轮椅应放在患者向偏瘫侧转移的一侧，返回病房，方法同前。

2. **主动转移**　当患者能借助于其前面的凳子进行转移时，应指导患者自己进行床与轮椅之间的转移，指导患者上身主动向前、向下伸并叉握双手，将重心移到双脚上时，抬起臀部，顺势站起，再将重心放到健腿上，然后转身并坐在轮椅上，有些患者可能需要帮助其偏瘫脚平放在地上，帮助者把一只手放在患者膝上，在患者转移时向下压膝关节并向前拉膝关节以超过足。

脑卒中偏瘫的患者怎么样进行翻身训练？

脑卒中瘫痪患者随着病情的好转及康复训练，患者已有些活动能力，但患者翻身特别是主动翻身还有困难。患者需要进行辅助翻身和主动翻身训练。

1. **辅助翻身训练**

（1）向健侧辅助翻身：患者仰卧在床上，辅助者帮助患者两手十指交叉相握，上肢伸直举向天花板，健肢引导向健侧；帮助患侧下肢屈曲位；辅助者立于瘫痪侧，一手置于患者臀部，另一手放于足部，帮助患者向健侧翻身；摆放好肢体位置，变为健侧卧位。

（2）向患侧辅助翻身：患者仰卧在床上，辅助者立于瘫痪侧；患者抬起健侧腿向患侧伸，辅助者一手放在患侧膝部帮助患腿外旋；同时令患者健侧上肢向患侧摆，辅助者帮助患侧上肢置于前伸位；摆好肢体位置，患侧腿伸直，健腿放在患腿前面，即成为患侧卧位。

2. **主动翻身训练**

（1）向健侧翻身：患者仰卧在床上，两膝弯曲，两足平放在床上，两手十指交叉相握，双上肢伸直举向天花板，向左右摆动，逐渐加大幅度，摆至健侧，顺势向健侧翻身；同时健侧腿带动患侧腿也翻向健侧；健侧卧床，患膝放在健膝上面。

（2）向患侧翻身：患者仰卧床上，两手十指交叉相握，健手带动双上肢伸直举向天花板；健侧下肢屈曲（患膝不用弯曲，这样翻过来后髋关节是伸直内旋位，可防止将来行走时髋伸不直），并用健侧腿将患腿置于外旋位；头转向患侧，用健手引导躯干旋转翻向患侧，健腿伸向患侧并放在患腿前面，呈患侧卧床。

何为 Bobarth 握手？

帮助患者将五指分开，健侧拇指置于患手拇指下，余四指相对应交叉，并尽量向前伸直肘关节，以健手带动患手上举，在 30°、60°、90°、120° 时，可视患者情况，要求保持 5~10 分钟，手不要晃动、不要憋气或过分用力。

脑卒中患者康复锻炼有哪些注意事项？

1. 脑卒中患者在病情稳定后 24~72 小时即可进行康复训练护理，避免加重病情；对于有体温、心率、血压异常和呼吸系统及消化系统疾病的患者，不应进行康复锻炼。

2. 康复锻炼需在专业康复医生的指导下进行，个体化制订方案。

3. 康复锻炼的运动量适度，强度由小逐渐增大，避免出现疲劳。

4. 康复锻炼需遵守严格的节律和持续时间，不宜随意更改锻炼计划。

5. 在康复锻炼进行的同时，不应忽视药物治疗等措施，应维持正常的生活方式。

脑卒中患者出院后如何进行康复锻炼？

患者出院后应该积极继续进行康复锻炼，包括床上被动运动，随着病情的好转，可以适时进行肢体的锻炼、上下楼梯的锻炼等。

1. 肢体运动训练　患者出院后，根据患者瘫痪的部位、范围、程度，对其肢体采取被动与主动运动相结合的方式进行康复训练，患者家属对患者的肢体也可进行被动运动。锻炼的顺序可先床上、后床下，先健侧、后患侧，先上肢、后下肢，先大关节、后小关节。在锻炼中注意防护，保证安全，并注意克服不良姿势，避免急躁情绪，循序渐进逐步提高锻炼质量，扩大锻炼范围，每天 2 次，每次 15~30 分钟，患肢功能锻炼也可在床上进行，并进行平衡训练，可以用健肢带动患肢进行活动以及桥式运动。

2. 站立训练　当患者肢体肌力允许，可以鼓励患者进行床边站立训练。指导患者起床动作要慢，先在床上坐起，然后慢慢移动到床边，若无头晕等症状可以在家属的扶持下进行床边站立，开始时由 2 人搀扶，后逐步过渡到独立站立，但不要求患者行走，主要是锻炼患者保持平衡的能力，随着肌力的恢复，逐步过渡到独立行走。

3. 步行训练　当患者可以独立站立 20 分钟无疲劳感时，开始指导患者进行步行训练。步行训练是开始独立生活的一个非常重要的步骤，是自理的关键。先原地练习踏步，之后扶持患者进行行走，然后指导患者使用手杖，健侧扶手杖，先迈健侧，再迈患侧，训练时一定要有人陪同，上下台阶时要遵守"健侧先上，患侧先下"的原则。

4. 日常生活能力的训练　指导患者进行吃饭、穿衣、刷牙、洗脸、梳头等日常生活能力的训练。指导患者在训练中尽量使用患侧肢体，训练过程中一定要有人陪同。

怎么改善吞咽功能？

1. 医护人员指导患者每天进行微笑、皱眉、鼓腮、伸舌训练和双侧面部按摩，每天 3 次，每次 15~20 分钟，以此来改善患者口、面、舌、下颌的运动功能，促进主动收缩功能的恢复。

2. 医护人员也可用棉棒蘸取少量冰水，轻轻刺激患者的软腭、舌根和咽壁，然后嘱患者做吞咽动作，每天 3~5 次，每次 10~15 分钟，以此来刺激患者的吞咽反射。

3. 进食体位和食物的选择：食物的选择，应根据患者吞咽困难程度选取食物形态。糜烂食物最易吞咽，固体食物最难吞咽，糊状食物不易误吸，液状食物易误吸，合适的食物应有适当黏性而不易松散，最适合的是泥状食物，液状食物应谨慎食用，温度应控制在 40~60℃为宜。对中重度吞咽困难患者须经过一段与进食和吞咽有关的器官功能训练，使其产生一定的吞咽能力后，方可进行进食训练。其次，应注意患者进食的体位，能坐起的患者，可取坐位进食，这样易引起吞咽反射；不能坐起者采取半卧位，躯干抬高 30°~40°，仰卧位，头部前屈位，偏瘫侧肩部用枕垫起，这可防止食物向鼻腔逆流和误吸；进食结束后半小时，不要搬动患者，半小时后，可以把床头摇低。需要喂食的患者，应注意采用适宜的喂食窍门，小匙勺应选用薄且凹陷，每次喂食时用匙压一下舌面以刺激知觉，促进舌的运动。在患者进食时应保持环境安静，尽量不和患者说话，避免患者因注意力分散而引起呛咳，同时，应引导患者再次识记进食、咀嚼、吞咽等一系列动作，发挥主观能动性，促进运动传导通路的重建；指导患者进食后反复做几次空吞咽，使食物全部咽下，然后再喂食，也可每次吞咽后饮少量水，以利于刺激诱发吞咽反射，除去咽部残留食物，对重度吞咽困难者，如果经口摄食量太少，不足以补充体内所需营养时，家属应在医护人员指导下学会实施鼻饲饮食。

1. 首先选择有隔音、温湿度适宜、光亮好的单间为专门的训练室。室内配备镜子、黑板等训练的设备。

2. 发音器官训练:采用示教－模仿法进行器官运动训练,主要是口唇、舌的运动训练。例如,伸舌、缩舌训练:舌体在口腔内上下左右运动,由慢到快,反复训练舌的灵活性;顶舌训练:舌尖交替顶上下前牙内侧,增加舌尖的力度;弹舌训练:用舌尖顶硬腭前部,发出"得得"的声音,增加舌尖肌肉的强度;唇运动训练:鼓励患者反复练习鼓腮、抿嘴、吹蜡烛等动作。

3. 言语表达训练:发音器官运动训练后 1 周左右,进行口形发音训练:先做韵母,后教声母,先学喉音如"喝、哈",后学唇音,反复训练,逐渐过渡到发单音节、单词、词汇、短语,然后进行手势训练、词语表达训练、语句表达训练等。

4. 语音清晰度的训练:将生活中常用的词组、句子制成适宜患者跟读的录音带或光盘。患者可通过录音机或电脑跟读进行听说练习,改善发音。

5. 家属与患者接触最密切,充分发挥家属在语言训练中的积极作用,将训练方法、时间、注意事项等告知家属,以取得家属的支持与配合。

第五节　预　防

1. 改变不良的生活习惯:戒烟、戒酒,饮食以低盐低脂、清淡易消化为主,忌暴饮暴食,多食新鲜水果蔬菜。养成规律的作息时间,不熬夜。

2. 适量锻炼、控制体重。

3. 对于高血压、糖尿病的患者,应控制血糖和血压稳定,遵医嘱服药,坚持服药,不能自行调整剂量或停服。

4. 血脂偏高的患者,及时就医,遵医嘱服用降血脂的药物。

5. 当出现头晕、肢体麻木无力、流口水、口眼㖞斜等症状时,及时就医。

1. **脑卒中的一级预防**　是指通过早期改变不健康的生活方式,如吸烟、喝酒、长期熬夜等，积极主动地控制各种致病的危险因素，从而达到使脑卒中不发生或推迟发病的目的，日常生活中，要控制体重，锻炼身体，有高血压和糖尿病的人群，要控制血压和血糖，一旦确诊为高血压、糖尿病，必须终身服药。

2. 脑卒中的二级预防　是针对已经出现的预警信号，仔细查找原因，给予积极治疗，减少并发症和后遗症，预防脑卒中再发作，主要方法包括药物治疗、外科手术治疗及介入治疗等方法。

3. 脑卒中的三级预防　是指对脑卒中患者进行干预，防治并发症，减轻残疾程度，提高生活质量。

如何预防脑卒中的患者发生跌倒？

1. 保持患者行走区域的干燥，避免在行走之前进行擦地等活动，如地面有积水、油污等，应及时擦洗干净。

2. 保持行走区域通畅，避免摆放过多设备和物品，避免电线等物品绊倒患者。

3. 穿着舒适、得体、防滑的衣服和鞋子。

4. 走廊、床边、厕所、浴室等应安装扶手。

5. 走路不稳的患者行走时应有家属陪同。

脑卒中的发生和季节有关系吗？

脑卒中在春夏或秋冬季节变化时容易发作。每年进入冬季，只要气温一下降，不少老年人就会因防备不及而发生脑卒中等疾病，天气变冷时，特别是冬春季节，气温偏低，人体血管收缩明显，血压增高，危险因素控制不佳的情况下，容易发生心脑血管事件。夏季天气较热，血管相对处于扩张状态，一般人认为发生脑卒中的机会减少，其实也不尽然，当气温较高时，人体大量出汗容易造成体内缺水，血液相对黏稠，血流减慢，也容易诱发脑卒中。因此，对有危险因素，如高血压、糖尿病、动脉硬化的老年人，在冬季的时候要注意保暖，常到阳光充足的地方晒太阳，天冷时减少户外活动，夏天时要避免大量出汗，并要及时补水。

输液是否可以预防脑卒中的发生？

有学者认为每年输液 1 次或者 2 次，春秋两季能够预防脑卒中，其实这种观点不对，首先没有任何科学依据，到目前为止还没有人对脑卒中后每年定期输液和不输液的临床卒中复发进行过对比研究；其次，引起脑卒中和再次脑卒中的原因是年龄、遗传、高血压、动脉粥样硬化、心脏病、糖尿病、高脂血症、烟、酒、肥胖、药物、饮食等因素，凡是不从上述致病因素进行干预的行为，是不可能起到预防作用的。所以没有相关脑卒中症状，单靠短期输一、二种药物是不能起到预防作用的。

事实上预防脑卒中发生的最有效的方法就是终身坚持脑卒中二级预防治疗，积极控制各种危险因素，及时治疗高血压、心脏病、糖尿病、高血脂、肥胖等，改变不良生活方式（如吸烟、酗酒等）才是预防脑血管病的有效措施。

如何预防出血性脑卒中再次发生出血？

1. 做好心理护理：为了使出血性脑卒中患者安全度过急性期，将患者安置在单人房间，室内应保持安静、避光；应避免一切精神刺激，禁止同患者叙述容易引起激动、忧伤、恐惧内容的事情；更应稳定家属的情绪，切忌由于家属的突然疏远或过分紧张、关怀而引起患者情绪的波动，病愈出院前应早做思想准备，不可突然通知，以免过度的兴奋、激动而致复发。

2. 保持大便通畅：对防止出血性脑卒中复发十分重要，用力排便可因腔压增高致脑压增高，增加再出血的机会，如有便秘应早期给予缓泻药，对有秘结而不能解出大便者可用开塞露，尽量避免灌肠，以防反射性用力排便，诱发再出血。

3. 出血性脑卒中患者应绝对卧床休息 4~6 周，一切活动均在床上进行，严密监测患者的生命体征，烦躁者可给予地西泮等药物镇静。

脑血管性痴呆可预防吗？

脑血管性痴呆重在早期预防。脑血管性痴呆是脑血管病变所致的痴呆，脑血管病是随年龄增长而发病率增加的疾病，研究表明，高血压、高血脂、心脏病、糖尿病、吸烟、饮酒等都是导致脑血管病的高危因素。因此，预防脑血管性痴呆的发生，就要积极地防治这些危险因素。在日常生活中，注意劳逸结合、合理饮食、不吸烟、不饮酒、生活规律，注意心理健康，饮食宜清淡少盐低脂，多吃鱼、豆制品，少吃油炸的食物，多食新鲜水果蔬菜，适量运动，提高免疫功能。

第三章 周围神经系统疾病

第一节 概 述

常见的周围神经系统疾病有哪些?

常见的周围神经系统疾病主要有脑神经疾病和脊髓神经疾病。脑神经疾病包括三叉神经痛、特发性面神经麻痹、面肌痉挛、前庭神经元炎、舌咽神经痛。脊神经疾病包括单神经病、臂丛神经痛、多数性单神经病、多发性神经病如急性炎症性脱髓鞘性多发性神经病、慢性炎症性脱髓鞘性多发性神经病。

什么是周围神经系统?

周围神经系统包括位于脊髓软脊膜及脑干之外的所有神经结构,包括脑神经(嗅神经、视神经以外)、脊神经根、神经节、神经干、神经末梢及自主神经。周围神经系统位于椎管内连接到脊髓腹侧和背侧表面的周围神经部分称为脊神经根,而连接到脑干腹、侧面的部分称为脑神经。

周围神经病是指周围运动、感觉和自主神经的结构改变和功能障碍所致的一组疾病,临床上较为常见。

1. 脑神经 也称"颅神经"。从脑发出左右成对的神经。脑神经共 12 对,其排列顺序通常用罗马顺序表示,依次为嗅神经、视神经、动眼神经、滑车神经、三叉神经、展神经、面神经、前庭蜗神经、舌咽神经、迷走神经、副神经和舌下神经。

2. 脊神经 连接于脊髓,分布在躯干、腹侧面和四肢的肌肉中,主管颈部以下的感觉和运动。脊神经由脊髓发出,主要支配身体和四肢的感觉、运动和反射。

脊神经共 31 对,有 8 对颈神经,12 对胸神经,5 对腰神经,5 对骶神经,

1 对尾神经。

什么是三叉神经痛？

三叉神经分布区内反复发作的阵发性、短暂、剧烈疼痛而不伴三叉神经功能破坏的症状，称三叉神经痛。

1. 病因　原发性三叉神经痛的病因尚未明确。目前认为在脑桥异行扭曲的血管压迫三叉神经后根，局部产生脱髓变化而导致疼痛发作。继发性三叉神经痛多有明确的病因，如颅底或桥小脑角的肿瘤、转移瘤和脑膜炎、脑干梗死、多发性硬化等侵犯三叉神经的感觉或髓内感觉核而引起的疼痛，多伴有邻近的损害和三叉神经本身的功能丧失。

2. 临床表现　三叉神经痛为骤然发生的剧烈疼痛，发作时患者常紧按患侧面部或用力擦面部减轻疼痛，可致局部皮肤粗糙，眉毛脱落，有的在发作时不断做咀嚼动作，严重者可伴有同侧面部肌肉的反射性抽搐，所以又称为"痛性抽搐"，每次发作仅数秒钟至1~2分钟即骤然停止，间歇期正常，发作可由1天数次至1分钟多次，发作呈周期性，持续数周、数月或更长，可自行缓解，病程初期发作较少，间歇期较长，随病程进展，间歇期逐渐缩短。

怎样区分三叉神经痛和牙痛？

三叉神经痛和牙痛是不一样的疾病，其发生原因和症状表现都有所不同。三叉神经痛是三叉神经功能性或器质性病变导致的疼痛，其疼痛范围主要在面部。

三叉神经疼痛发作常无预兆，骤然发生于一侧面部三叉神经分布区域内，闪电样、短暂而剧烈且有无法忍受的疼痛。另外，往往还含有多次快速闪烁样痛，以至颇似持续性发作性疼痛。有少数患者疼痛发作前若注意观察可有先兆，如患者表情突然变紧张，双目凝视。因疼痛剧烈，常被描述为电灼样、针刺样、刀割样、电击样、撕裂样、火烧样或锥钻样疼痛等。发作时患者常以手掌或毛巾紧按面部发生皮肤擦伤，皮肤显得异常粗糙甚至眉毛脱落等。有的在发作时不断做咀嚼、咬牙、吮唇等动作，以减轻疼痛。三叉神经痛为面部疼痛，在误拔牙齿后疼痛仍不能缓解，牙齿局部检查和X线检查也有助于鉴别。

牙痛多在进食冷、热液体或食物时诱发。牙痛是多种牙齿疾病和牙周疾病常见症状之一，其特点表现为以牙痛为主，牙龈肿胀，咀嚼困难，口渴口臭，或时痛时止，遇冷热刺激痛，面颊部肿胀等。牙龈鲜红或紫红、肿胀、松软，有时龈缘有糜烂或肉芽组织增生外翻，刷牙或吃东西时牙龈易出血，但一般无自发性出血，患者无明显的自觉症状，有时可有发痒或发胀感。

什么是面肌痉挛?

面肌痉挛又称面肌抽搐,是以一侧面部肌肉阵发性不自主抽动为特点,无神经系统其他阳性体征的周围神经病。

1. 病因 多数学者认为本病的发生与面神经通路受到机械性刺激或压迫有关,少部分见于面神经麻痹恢复不完全的患者。主要见于血管压迫和桥小脑角区的肉芽肿、肿瘤及囊肿压迫面神经。其发病机制可能是面神经的异位兴奋或伪突触传导所致。

2. 临床表现 多见于中老年人,女性多发。其表现为阵发性、快速不规律的面肌抽动,多限于一侧,两侧受累较少。面肌痉挛起病从眼轮匝肌的轻微抽动开始,逐渐向口角、整个面肌扩展,重者眼轮匝肌抽动致使睁眼困难。每次抽动数秒至数分钟。精神紧张、疲劳和自主运动时加重,睡眠时消失,不伴有疼痛。神经系统检查除面肌阵发性抽动外,无其他阳性体征。晚期少数患者可有面肌轻度无力和萎缩。

什么是特发性面神经麻痹?

特发性面神经麻痹又称 Bell 麻痹,是因茎乳孔内面神经非特异性炎症所致的周围性面神经麻痹。本病通常急性起病,表现为口眼歪斜、流涎、说话漏风,吹口哨或发笑时尤为明显,可于 48 小时内达到高峰。有的患者在起病前几天会出现同侧耳后、耳内、乳突区或面部的轻度疼痛。闭目时瘫痪侧眼球转向内上方,露出角膜下的白色巩膜;鼓气或吹口哨时,因患侧口唇不能闭合而漏气;进食时,食物常滞留于患侧的齿颊间隙内,并常伴有口水流下。

什么是吉兰－巴雷综合征?

吉兰－巴雷综合征又称格林－巴利综合征,是以周围神经和神经根的脱髓鞘病变及小血管炎性细胞浸润为病理特点的自身免疫性周围神经病,典型的吉兰－巴雷综合征称为急性炎症性脱髓鞘性多发神经病。50% 的患者能够痊愈,10%~15% 的患者会留下后遗症,约 3% 的患者可复发,再次复发不如第一次恢复完全。

1. 病因 吉兰－巴雷综合征目前认为是一种自身免疫性疾病,约 70% 的患者发病前 8 周内有前驱感染史,病前 1~2 周有手术史和疫苗接种史,空肠弯曲菌最为常见,腹泻为前驱症状,潜伏期为 24~72 小时,腹泻为水样便,以后出现脓血便,高峰期 24~78 小时,1 周左右恢复。多数患者较年轻,发病症状较严重，常出现呼吸肌麻痹，脑神经及感觉受累多见。

2. 临床表现

（1）先兆症状：发病前常先有上呼吸道或消化道感染前驱症状如发热、腹泻等。

（2）运动障碍：四肢呈对称性下运动神经元性瘫痪，且常自下肢开始，逐渐波及双上肢，也可从一侧到另一侧。极少数患者首先仅限于双下肢。通常在1~2周病情发展到最高峰，以后趋于稳定。也有患者出现呼吸肌麻痹，表现为胸闷、气短、语音低沉（似猫叫声）、咳嗽无力、不能平卧、胸式或腹式呼吸运动度减低（一般肋间肌麻痹早于膈肌）及呼吸音减弱，严重者可因缺氧或呼吸道并发症而导致昏迷、死亡。

（3）感觉障碍：常为首发症状，多从四肢末端的麻木、针刺感开始。感觉障碍常呈手套、袜子形分布，感觉障碍远较运动障碍轻，是本病特点之一。

（4）自主神经功能障碍：初期或恢复期常有多汗，臭味较浓，可能是交感神经受刺激的结果。少数患者初期可有短期尿潴留，可能因支配膀胱的自主神经功能暂时失调或支配外括约肌的脊神经受损所致。部分患者也可出现心慌、心律失常、心动过速等表现。

3. 脑脊液检查　出现典型的蛋白质增加而细胞数正常或轻度增加，又称蛋白 – 细胞分离现象。蛋白含量一般为 0.5~2.0g/L，常在发病后 7~10 天开始升高，4~5 周后达到高峰，6~8 周后逐渐下降。

什么是前庭神经元炎？

前庭神经元炎是一种良性疾病，其特征为感染后出现的突然发作的严重眩晕，最初是持续性的，而后为阵发性的。可能为病毒感染，病变部位在前庭神经元。

什么是单神经病？

单神经病，也称局部性神经病，是因单根神经或一组神经受损所引起的。大多数单神经病急性起病，而且是疼痛性的。

什么是多发性神经病？

多发性神经病又称末梢神经病，以往也称周围神经炎、末梢神经炎。其表现为四肢远端对称性的或非对称性的运动、感觉及自主神经功能障碍性疾病。

第二节 治 疗

三叉神经痛如何治疗？

继发性三叉神经痛者应针对病因治疗，原发性三叉神经痛原则以镇痛为目的，药物治疗为主，无效时可用神经阻滞疗法或者手术疗法。三叉神经痛是一种慢性疼痛综合征，治疗方法很多，但是药物治疗作为首选治疗。

1. **药物治疗** 是基本治疗，适用于初患病、年迈或合并有严重内脏疾病，不宜手术及不能耐受者，包括卡马西平、苯妥英钠、氯硝西泮、加巴喷丁。轻者可服用解热镇痛药。

治疗三叉神经痛的首选药物为卡马西平，刚开始药物剂量为100mg/d，分2次口服，以后每天增加0.1g，直至有效，最大剂量为每天不超过1.0~1.2g，如果小剂量就可减轻疼痛，就无须增加剂量。本药主要不良反应有胃肠道反应、眩晕、嗜睡、皮疹等，当出现患者不能接受的不良反应时，可考虑手术治疗。

2. **手术疗法** 当药物治疗无法缓解患者的疼痛时，或者出现无法接受的不良反应，或者患者对药物产生耐药性时，可考虑手术治疗。主要有四种手术方式，分别为微血管减压术、神经周围支撕脱术、颅底神经高位切除切断术、经皮穿刺射频温控热凝治疗。

3. **中医治疗** 一般采用综合方法，按照受累分支选择穴位，多采用穴位注射、穴位埋藏疗法、配合实验电针仪治疗等。中医认为三叉神经痛主要是因为经络受风毒侵入而凝滞不行，或由于气血淤滞造成经络阻塞而致面部疼痛，所以主张使用活血化瘀的药物。

三叉神经痛的治疗方法很多，应该本着循序渐进的原则，中医治疗一般疗效慢，西药治疗疗效快，但是不良反应多，所以主张中西医结合。

面肌痉挛如何治疗？

药物治疗面肌痉挛可用卡马西平分次口服，症状开始改善后缓慢增量，部分患者发作可完全消失，但需要注意不良反应如头晕、共济失调等。口服氯硝西泮可减轻症状，药物治疗效果不佳或者症状加重时，可进行药物神经注射治疗，注射方法有面神经主干及分支注射，药物可用乙醇、山莨菪碱、维生素 B_{12} 及地西泮。近年来常用 A 型肉毒素在抽搐局部肌内注射收到较好的效果。

特发性面神经麻痹如何治疗?

1. 首选检测面神经兴奋阈值和复合肌肉动作电位。

2. 治疗应设法促使局部炎症、水肿及早消退，并促进面神经功能的恢复。

（1）皮质激素：可用地塞米松 5~10mg，静脉注射，或泼尼松 20~30mg/d，早晨 1 次顿服，1 周后渐停用。

（2）维生素 B_1 100mg，维生素 B_{12} 50μg，肌内注射，每天 1 次。

（3）理疗及针刺治疗：茎乳突附近给予热敷，或红外线照射或短波透热疗法。针灸宜在发病 1 周后进行。

（4）物理治疗：患者自己对镜用手按摩瘫痪面肌，每天数次，每次 5~10 分钟。当神经功能开始恢复后，患者可对镜练习瘫痪的各单个面肌的随意运动。

（5）保护暴露的角膜及预防结膜炎，可采用眼罩、滴眼药水、涂眼药膏等方法。

（6）手术治疗面神经减压手术对部分患者有效。

吉兰-巴雷综合征如何治疗?

1. 首选检查脑脊液及电生理神经传导速度和肌电图检查。

2. 治疗

（1）免疫球蛋白用于急性期患者，可缩短疗程；成人按每天 400mg/kg 计算，静脉滴注，连用 5 天。此外，免疫球蛋白制剂价格昂贵，此方案治疗花费较高。

（2）血浆置换：推荐有条件者尽早应用，可清除特异的周围神经髓鞘抗体和血液中其他可溶性蛋白。宜在发病后 2~3 周进行，用于重症或者呼吸肌麻痹患者，能改善症状、缩短疗程及减少合并症。

（3）对症治疗：当患者出现血压增高、尿潴留等自主神经受累的表现时，给予密切监测生命体征的变化，遵医嘱给予药物治疗，尿潴留的患者给予留置尿管，并做好尿管护理；当患者出现痰多、咳嗽无力时，勤翻身叩背，做好排痰护理，及时吸出痰液，预防肺部感染；当患者出现咀嚼肌无力、张口费力时，及时给予留置胃管，以防发生误吸；当患者出现胸闷、气短、呼吸费力时，谨防呼吸衰竭的发生，严密监测血氧饱和度，必要时进行呼吸机辅助呼吸。

3. 病情一般在 2 周左右达到高峰，继而持续数天至数周后开始恢复，少数患者在病情恢复过程中出现波动。多数患者神经功能在数周至数月内基本恢复，少数遗留持久的神经功能障碍。该病的病死率约 3%，主要死于呼吸衰竭、感染、低血压、严重心律失常等并发症。50% 的患者能够治愈，10% ~ 15% 的患者遗留后遗症。有呼吸麻痹者且应用呼吸机超过 1 个月者预后差。

前庭神经元炎如何治疗？

1. **一般治疗** 卧床休息，避免头、颈部活动和声光刺激。

2. **对症处理** 对于前庭损害而产生的眩晕症状应给予镇静、安定剂治疗，眩晕、呕吐剧烈者可肌内注射盐酸异丙嗪或地西泮。症状缓解不明显者，可酌情重复上述治疗。眩晕减轻后可继续选服异丙嗪、地西泮或氟桂利嗪（西比灵）。同时可口服维生素 B_1、维生素 B_6、烟酸或山莨菪碱，肌内注射维生素 B_{12}。必要时可行高压氧治疗。出现眩晕时，可依照梅尼埃病的处理法进行症状的控制。对长时间的呕吐，有必要行静脉补液、电解质补充和支持治疗。

3. **前庭康复锻炼** 前庭康复计划一般包括前庭 – 眼反射的眼动训练和前庭 – 脊髓反射的平衡训练。早期眼震存在，患者应尝试抑制各方向的凝视眼震。眼震消失后，开始头 – 眼协调练习。患者应尝试平衡练习和步态练习。症状好转后应加运动中的头动练习，开始慢，逐渐加快。

4. **激素治疗** 泼尼松（强的松）口服，同时加用钾盐。

单神经病如何治疗？

单神经病的治疗主要是针对病因治疗，积极寻找病因，治疗原发病。其次是对症治疗，疼痛的患者，可酌情给予镇痛治疗。坐骨神经炎和腰椎间盘突出急性期应卧硬板床休息，以保持腰骶部松弛。防寒冷和潮湿，局部可进行热敷、透热疗法、离子透入。风湿性患者可用水杨酸制剂或皮质类固醇口服。也可给予理疗、电刺激、针灸及足量的 B 族维生素等促进神经功能的恢复。

多发性神经病如何治疗？

1. **病因治疗**

（1）药物引起疾病者应立即停药：如甲硝唑、呋喃类等。重金属和化学品中毒者应立即脱离中毒环境。急性中毒者可大量补液，使用利尿剂等方法排出毒物。

（2）营养缺乏及代谢障碍性多发性神经病应治疗原发病，糖尿病患者应控制血糖，尿毒症患者采用血液透析或肾移植，黏性水肿可使用甲状腺激素。

2. **对症治疗**

（1）疼痛的患者可酌情使用镇痛药。

（2）对于急性期的患者，要求卧床休息，特别是维生素 B_1 缺乏和白喉性多发性神经病累及心肌的患者，此类患者可使用 B 族维生素和神经生长因子等营养神经的药物。

（3）对于卧床的患者，要定时翻身叩背，防止发生压疮。肢体处于功能位置，经常被动运动，避免发生肢体畸形、挛缩。

3. 恢复期的患者可采用针灸、理疗的方法促进神经的恢复。

第三节 护 理

三叉神经痛患者的护理措施有哪些？

1. 避免诱因 帮助患者尽可能减少刺激因素，如保持周围环境安静、室内光线柔和，避免因周围环境因素而产生焦虑情绪，以致诱发或加重疼痛。

2. 疼痛护理

（1）观察患者的疼痛部位、性质，了解疼痛的原因和诱因；与患者讨论减轻疼痛的方法和技巧，指导患者运用指导式想象、听音乐等分散注意力，以达到精神放松，减轻疼痛。

（2）远离刺激性食物，刺激性食物都应该避免，尤其是三叉神经痛，辛辣刺激的食物不仅会加重病情，还会诱发三叉神经痛的发作。

（3）保持动作轻柔，三叉神经痛患者的脸上有多处触发点，避免因为刺激引起疼痛发作。

（4）保持心情舒畅：要注意保持心情舒畅，心态平和，不可动怒，心情抑郁，不良的情绪也会刺激疼痛发作，对于疾病的治愈也极为不利，同时患者还要注意保持生活规律，保持充足睡眠，适当地锻炼身体，增强体质。

3. 用药护理 指导患者遵医嘱正确服用镇痛药，并告知药物的不良反应，告知患者不要随便更换药物或自行停药，护士应观察、记录和及时报告医生。

4. 健康教育 告知患者可以在疼痛间歇期进行刷牙、洗脸或者进食，保持口腔卫生，禁止使用冷水洗脸，应选用温水；指导患者保持心情愉快，生活规律、合理休息、适度娱乐；选择清淡无刺激的饮食，食质软、易嚼食物，严重者可进食流食；外出时戴口罩或头巾。

面肌痉挛患者的护理措施有哪些？

1. 保持良好的心态 切勿吸烟、喝酒、剔牙等，改变咀嚼习惯，避免单侧咀嚼导致颞下颌关节功能紊乱。

2. 饮食应营养丰富　择易消化的食物，禁烟戒酒、禁食刺激性食物。面部痉挛患者应该摄入足够的维生素、膳食纤维、无机盐等。多食用一些新鲜的水果和蔬菜，可以提供多种维生素。如果面部痉挛患者出汗比较多，应该补充足够的水分。

3. 活动上保持体力　注意劳逸结合，不能过于劳累。

4. 康复训练　指导患者努嘴训练、耸鼻训练、抬眉训练、鼓腮训练、闭眼训练等。

5. 遵医嘱按时、规律服药　不能自行停药或者更改剂量。

6. 心理护理　面肌痉挛的患者心理护理也占据着重要的地位，了解患者的心理动态，及时疏导患者，消除其悲观的情绪，引导患者以积极的心态面对疾病。通常情况下，患者多为突然起病，难免会产生紧张、焦虑、恐惧的心情，有的担心面容改变而羞于见人，有的担心治疗效果不好而留下后遗症，要根据患者的心理特征，耐心做好解释和安慰疏导工作，缓解其紧张情绪，使患者情绪稳定，身心处于最佳状态接受治疗及护理，以提高治疗效果。

特发性面神经麻痹的护理措施有哪些?

1. 一般护理　告知患者进食营养丰富的半流质或普食，以增强机体的抵抗力，进食时食物放在患侧颊部，细嚼慢咽，促进患侧肌群被动训练；保证充足的睡眠，合理安排作息时间，以利于疾病的恢复；告知患者使用温水洗脸、刷牙，并协助患者做好口腔护理、生活护理等，保持清洁卫生；注意保暖，防受风寒；注意保护角膜、结膜，预防感染。必要时使用眼药水和眼罩。

2. 心理护理　向患者及家属介绍本病的相关知识，使其了解病程及预后；安排患者到相似病种并恢复较好的患者房间，使患者通过交流获得良好的信息；指导家属对患者照顾，使患者能感受到来自家庭的支持；鼓励患者表达自身的感受；针对个体情况进行针对性心理护理。

3. 康复指导　面瘫后自我锻炼、按摩、理疗非常重要，主要为防止麻痹肌的萎缩及促进康复。其具体做法是指导患者注意面部保暖，耳后部及病侧面部行温热敷。因面肌瘫痪后常松弛无力，而且面肌非常薄，应行局部按摩，按摩力度应柔软适度，持续稳重。方法：对镜用手紧贴于瘫痪侧面肌上做环形按摩，每天 3 次，每次 10~15 分钟，以促进血液循环。当神经功能开始恢复后，鼓励患者练习瘫痪侧面肌的随意运动。康复训练有利于改善面部表情肌的运动功能，使患者面部表情肌对称协调。增强患者自信心，早日恢复健康。

如何护理吉兰－巴雷综合征患者？

1. **心理护理** 患者在疾病过程中始终神志清楚，在疾病初期，应向患者讲解有关疾病的病因、可能出现的症状及治疗情况等，使患者对疾病有所了解，减轻紧张、恐惧情绪，并向患者列举成功治愈的病历，增强其战胜疾病的信心。给予机械通气过程中，患者多数会来到重症 ICU 继续治疗，易使患者产生了极大的恐惧心理，加之重症 ICU 灯光、仪器报警及各种抢救工作，更增加了患者的恐惧，因此对于患者的心理护理比其他患者更为重要。

2. **气管插管的护理**

（1）给予高浓度吸氧，每天口腔护理 4 次，及时吸痰或除去异物。

（2）妥善固定并记录插管刻度，留置导管气囊时间不宜过长，每 4 小时放气 5~10 分钟，时间过长易引起气管黏膜水肿，溃疡、坏死。

（3）维持呼吸道通畅，严格无菌操作，吸痰前、中、后都要充分给氧，每次吸痰时间不超过 15 秒，总程不应超过 3 分钟，边退边旋转，不宜来回抽动。

（4）保持气道内湿化，是为了防止分泌物黏稠及形成痰痂，加入温热的气体可减轻气道黏膜的刺激，减少支气管痉挛及哮喘，如有呼吸管路必须连接加湿加温装置。

前庭神经元炎的护理措施有哪些？

1. **一般护理** 协助患者取舒适体位，卧床的患者定时翻身叩背，预防压疮及肺炎的发生。缓解和恢复期，鼓励患者自行解决生活问题，但动作宜缓慢，以免引起不适。饮食方面，荤素搭配，宜进食低盐低脂易消化的食物，适当摄入优质蛋白和新鲜蔬菜水果，避免辛辣肥腻食物，忌过饱，禁烟酒。

2. **用药护理** 注意观察患者的药物反应，倍他司汀、异丙嗪会引起患者口干、咽部不适，应提前告知患者使用药物的注意事项及不良反应，以免引起患者的担忧。

3. **健康宣教** 鼓励患者适当运动，注意增强体质，注意保暖，预防上呼吸道感染。

单神经病的护理措施有哪些？

1. **一般护理** 饮食要易于消化并富有营养，补充富含维生素 B_1 的食物，如各种杂粮、豆类和其他多种副食品，还可以多吃干果、动物内脏、蛋类、瘦猪肉、乳类、蔬菜、水果等，患者忌食辛辣、温热的食物，如酒、辣椒、干姜、胡椒、

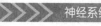

桂皮等。

2. 疼痛的护理　疼痛的患者可以遵医嘱给予镇痛药，如阿片类药物，也可给予患者针灸、按摩等方法，活血化瘀，疏通经络，减轻疼痛。应用冷、热疗法也可减轻患者疼痛，如采用热水袋、热水浴、局部冷敷等方法，应用热水袋的患者，注意热水袋温度，防止发生烫伤；也可以建议患者听听音乐、看书、与家属交流等方法来转移注意力，从而减轻疼痛。

3. 健康宣教　患者在康复期间，多参加体育活动，可以适当运动，坚持每天跑步或做体操，增强自身的抵抗力，注意劳逸结合，不要过于劳累。平时注意保暖，身体出汗时不要立即脱衣，以免受风着凉，经常开窗通气，保持室内空气新鲜。

4. 心理护理　单神经病的患者肢体都会出现活动障碍，因此医务人员应主动热情地与患者交流，及时解答患者提出的各种问题，满足患者合理的要求，并耐心介绍疾病的发生、发展以及预后，也可以利用病友和家属的力量，让患者对战胜疾病产生信心。

多发性神经病的护理措施有哪些？

1. 饮食以低盐低脂、易消化、富含维生素的食物为主，禁食辛辣刺激食物。

2. 生活护理：对于肢体麻木、乏力、步态不稳及急性期需卧床的患者，应做好生活护理，保持皮肤清洁干燥，勤换衣服、被褥，防止发生压疮。

3. 康复护理：指导患者进行肢体的主被动运动，辅以针灸、按摩，防止肌肉萎缩和关节痉挛。

4. 健康宣教：告知患者及其家属疾病相关知识与自我护理方法，指导患者保持心态平衡，积极治疗原发疾病。告知患者定期门诊复查，当感觉和运动障碍症状加重或出现外伤、感染、尿潴留或尿失禁时立即就诊。

第四章 中毒相关神经系统损害疾病

第一节 概　述

什么是中毒性神经系统损害?

中毒性神经系统损害根据病变部位可分为中毒性中枢神经系统损害和中毒性周围神经病,而中毒性中枢神经系统损害又包括中毒性脑病和中毒性脊髓病。根据起病形式又可分为急性、亚急性和慢性中毒。

1. 中毒性脑病　短期内大量接触损害中枢神经系统的毒物,引起中枢神经系统功能和器质性病变,其主要病理改变是脑水肿,并伴随神经细胞变性、坏死及神经纤维脱髓鞘。

中毒性脑病早期临床表现变化多端,因毒物种类、个体反应等不同而异。潜伏期长短不等,如苯、汽油、硫化氢等急性中毒发病较快,溴甲烷、四乙铅、有机汞、有机锡、碘甲烷等在中毒后,经数小时乃至数天的潜伏期后才出现症状。一般早期症状为头痛、头晕、乏力、恶心、呕吐、嗜睡等,也有的起病以精神症状为主,如出现癔症样表现,狂躁、幻觉、精神兴奋式抑制等。随着病变进展,患者出现幻觉、意识障碍等症状,也会出现颅内压增高症状,如头痛剧烈、呕吐频繁、躁动不安、昏迷、反复抽搐、去大脑强直、瞳孔改变、血压上升、脉搏和呼吸变慢。小脑疝形成时,瞳孔不等大,呼吸不规则、呼吸突然停止。急性中毒性脑病应属弥漫性病变,往往缺乏局限性体征。如有脑局限性损害,多为轻偏瘫、锥体外系体征、运动性失语、皮质性失明、急性中毒性脑病可恢复正常,如恢复不全,可能遗留精神症状,智力减退,呈去大脑皮质状态等。

2. 中毒性周围神经病　毒物短期内大量接触人体,造成周围神经感觉、运动和自主神经的结构和功能障碍。

中毒性周围神经病常表现为多发性神经病,临床表现主要有以下几种。

(1)运动障碍:患者早期可表现为双下肢无力,步行不能走远,跑步困难,上下楼梯容易摔倒。随着疾病的进展，患者可出现肌肉萎缩、足下垂，甚至畸形、挛缩。

（2）感觉障碍：感觉障碍呈手套、袜子形分布，患者可感觉四肢麻木、刺痛，有时可有痛觉过敏，之后可出现肌肉压痛和弛缓性瘫痪。

（3）反射障碍：患者可出现腱反射减弱或消失。

（4）自主神经功能紊乱：大多数患者中毒后多伴有自主神经功能紊乱，表现为手足发凉、手足心多汗、指甲松脆、失去光泽等。

3. 中毒性脊髓病　是指毒物接触人体后，造成脊髓功能障碍，如顺铂、长春新碱、阿糖胞苷等多种化疗药物，均可导致脊髓病。

什么是汞中毒？

汞为银白色的液态金属，常温中即有蒸发。汞中毒以慢性为多见，主要发生在生产活动中，长期吸入汞蒸汽或汞化合物粉尘所致，大剂量汞蒸汽吸入或汞化合物摄入即可发生急性汞中毒。以精神 – 神经异常、牙龈炎、震颤为主要症状。

汞中毒可分为急性汞中毒、亚急性汞中毒、慢性汞中毒。

1. 急性汞中毒的临床表现

（1）全身症状：口内金属味、头痛、头晕、恶心、呕吐、发热等，严重者情绪激动、烦躁不安、昏迷甚至精神失常。

（2）呼吸道表现：咳嗽、咳痰、胸痛、呼吸困难、听诊可见两肺闻及不同程度干湿啰音或呼吸音减弱。

（3）消化道呼吸：牙龈肿痛、出血、糜烂、口腔溃疡、牙齿松动。口服中毒者可出现全腹痛、腹泻或血便，严重者可因胃肠穿孔导致泛发性腹膜炎，可因失水等原因出现休克。

（4）中毒性肾病：由于肾小管上皮细胞坏死，一般口服汞盐数小时会出现水肿、无尿、氮质血症、高钾血症、尿毒症等。

（5）皮肤表现：多于中毒后 2~3 天出现，为红色斑丘疹。早期于四肢及头面部出现，进而全身，可融合成片状或溃疡、感染伴全身淋巴结肿大。严重者可出现剥脱性皮炎。

2. 慢性汞中毒的临床表现

（1）神经综合征：早期即可出现，表现为头痛、头晕、疲乏无力、失眠、多梦、易醒、注意力不集中等。

（2）情感障碍：表现为易兴奋、激越、情绪不安、好哭、易怒，严重者情感脆弱，有自杀观念或行为。

（3）精神病状态：多疑、幻听、妄想，严重者可进入朦胧状态、谵妄状态，极重者昏迷等。

（4）自主神经功能紊乱：多汗、心动过速或过缓，血压、脉搏不稳定等。

（5）周围神经病：四肢浅感觉、位置觉减退，不同程度肌肉瘫痪、眼肌瘫痪、听觉减退等。

（6）震颤：是汞中毒的特有症状，多见于手指、舌、眼睑，向心性发展可至上肢、头部，甚至全身。震颤呈对称性、中等节律，振幅无规律变化，多为意向性震颤，书写困难，安静及睡眠时消失，此症状一般出现较晚。

什么是一氧化碳中毒？

一氧化碳中毒也称煤炭中毒，一氧化碳是无色、无臭、无味的气体，分子式为 CO。一氧化碳在水中的溶解度低，但易被氨水吸收，易于忽略而致中毒。一氧化碳中毒常见于家庭居室通风差的情况下，煤炉产生的煤气或液化气管道漏气或工业生产煤气及矿井中的一氧化碳吸入而中毒。

1. 临床表现

（1）轻度中毒：可出现头晕、头痛、失眠、视物模糊、耳鸣、恶心、呕吐、全身乏力、心动过速、短暂昏厥。

（2）中度中毒：除上述症状加重外，口唇、指甲、皮肤黏膜出现樱桃红色、多汗、血压先升高后下降、心率加快、心律失常、烦躁，一时性感觉和运动分离，症状继续加重，可出现嗜睡、昏迷。

（3）重度中毒：患者迅速进入昏迷状态，初期四肢肌张力增加，或有阵发性强直性痉挛，晚期肌张力显著降低，患者面色苍白或青紫、血压下降、瞳孔散大，最后呼吸麻痹而死亡。

（4）后遗症：中、重度患者有神经衰弱、震颤麻痹、偏瘫、偏盲、失语、吞咽困难、智力障碍、中毒性精神病或去大脑强直，部分患者可继发性脑病。

2. 急救措施

（1）立即将患者移至通风、空气流通的地方，或者将窗门打开通风，解开患者领口及腰带，清除呼吸道分泌物，保持呼吸道通畅。

（2）拨打120，准确地将患者所在地及病情告知医护人员，以保证医护人员可以在短时间内到达，并及时抢救患者。

（3）如若发现患者心搏骤停，需立即给予心肺复苏，必要时进行口对口人工呼吸。

什么是肉毒毒素？

肉毒毒素是肉毒杆菌产生的含有高分子蛋白的神经毒素，是目前已知在天然毒素和合成毒剂中毒性最强烈的生物毒素，它主要抑制神经末梢释放乙酰胆碱，引起肌肉松弛麻痹，特别是呼吸肌麻痹，这是致死的主要原因。

1. 临床表现　肉毒毒素中毒是由肉毒梭状杆菌感染引起的中毒性疾病。当肉毒毒素被吸收后，经循环系统作用于神经肌肉接头的特殊感受器，阻碍乙酰胆碱的正常释放，影响副交感神经系统及其他胆碱能支配的神经生理功能。首先可出现视物模糊、复视、眼睑下垂等症状，严重者还会出现集合反射不佳、瞳孔放大、眼球震颤等视神经、眼运动神经、外展神经障碍。之后或同时还会出现声音嘶哑、语言和吞咽困难，甚至还可出现呼吸肌麻痹，这也是致死原因。

2. 不良反应

（1）局部不良反应：主要是因为注射部位疼痛、红斑、瘀斑、血肿形成。可通过缓慢注射、冷敷、局部麻醉来缓解。

（2）区域性不良反应：注射部位附近出现轻瘫或瘫痪，可通过减少剂量和注射速度来减少注射物质的扩散。

（3）系统性不良反应：此不良反应出现较少，但对人血白蛋白过敏或有神经肌肉病史的患者禁忌。

什么是有机磷农药中毒？

有机磷农药中毒是目前使用最广的一类广谱、杀虫效力高、残毒小、价格低的杀虫剂。其多数品种为油状液体，难溶于水，具有大蒜样特殊臭味，在酸性环境中稳定，遇碱性物质能迅速分解、破坏，失去毒性，可通过皮肤、胃肠道及呼吸进入机体。急性有机磷农药中毒是指有机磷农药短时大量进入人体后造成的以神经系统损害为主的一系列伤害，临床上主要包括急性中毒患者表现的胆碱能兴奋或危象，其后的中间综合征及迟发性周围神经病。

1. 原因　生产设备不密闭或者发生故障，设备检修、农药分装、运输装卸、供销保管或使用时缺乏个人防护，不遵守安全操作规程，如逆风吸烟、任意加大浓度、双手直接接触农药或用嘴吹吸喷药器材，工作后不洗手、不更衣等，导致大量有机磷污染皮肤，引起中毒。有机磷毒物进入体内后迅速与体内的胆碱酯酶结合，生成磷酰化胆碱酯酶，使胆碱酯酶丧失了水解乙酰胆碱的功能，导致胆碱能神经递质大量积聚，作用于胆碱受体，产生严重的神经功能紊乱，特别是呼吸功能障碍，从而影响生命活动。由于副交感神经兴奋造成的 M 样作用使患者呼吸道大量腺体分泌，造成严重的肺水肿，加重了缺氧，患者可因呼吸衰竭和缺氧死亡。

2. 途径 ①经口进入：误服或主动口服（见于轻生者）；②经皮肤及黏膜进入：多见于热天喷洒农药时有机磷落到皮肤上，由于皮肤出汗及毛孔扩张，加之有机磷农药多为脂溶性，故容易通过皮肤及黏膜吸收进入体内；③经呼吸道进入：空气中的有机磷随呼吸进入体内。口服毒物后多在10分钟至2小时内发病。经皮肤吸收发生的中毒，一般在接触有机磷农药后数小时至6天内发病。其他比如相信偏方，涂抹有机磷农药治疗皮肤病或浸泡衣物等。

3. 临床表现

（1）胆碱能神经兴奋表现：头痛、头晕、恶心、呕吐、腹痛、腹泻、大汗淋漓、流涎、食欲缺乏、大小便失禁、心率缓慢、肌肉痉挛。

（2）中间期肌无力综合征：急性有机磷农药中毒后1~4天，个别7天后胆碱能危象消失且神志清楚，出现以屈颈肌和四肢近端肌肉类似重症肌无力，患者先有脑神经麻痹，随之抬头困难，上肢及下肢抬举困难，不伴感觉障碍，可见腱反射消失或减弱，可迅速发展为呼吸衰竭。

（3）迟发性多发性神经病：急性中毒后1~8周，胆碱能症状消失，出现感觉、运动型多发性周围神经病变，出现四肢远端对称性感觉和运动障碍，可表现为四肢麻木、刺痛、肌张力低、腓肠肌疼痛、四肢无力，以下肢为重，抬腿困难，走路呈跨越步态，双足不能做伸屈动作，继之双手活动不灵，难以完成精细动作，四肢肌张力低。

（4）其他特殊临床表现：

1）迟发性猝死，有机磷农药中毒经抢救好转，病情恢复时，可突然发生"电击式"死亡。

2）反跳：是指有机磷农药中毒经抢救后症状明显好转后，重新出现中毒症状且病情急剧恶化甚至死亡的现象。

3）迟发性死亡：主要死亡原因为肺水肿。敌敌畏、敌百虫、对硫磷、内吸磷等接触皮肤后可引起过敏性皮炎，并可出现水疱和脱皮，严重者可出现皮肤化学性烧伤，影响预后。有机磷农药滴入眼部可引起结膜充血和瞳孔缩小。

4. 并发症

（1）脑水肿。

（2）肺水肿。

（3）呼吸抑制。

什么是胆碱能危象?

大量有机磷进入人体后,引起明显的毒蕈样反应,呼吸困难、肺水肿导致机体缺氧,对缺氧最敏感的脑细胞因 ATP 生成减少、水钠潴留,发生以星形胶质细胞肿胀为主的细胞内水肿,导致意识障碍、昏迷和抽搐发作,通常不引起喷射样呕吐、视盘水肿等急性颅内压增高的典型表现。严重缺氧得不到纠正可引起细胞内钙超载、脑组织大量自由基生成、乳酸堆积和 pH 下降,进一步损伤脑细胞,血管内皮细胞损伤使大量水分、血浆成分漏出血管外,形成血管源性水肿,与细胞性脑水肿共存。临床表现如下所述。

(1)毒蕈碱样症状:患者可出现腺体分泌亢进如多汗、流涎、气道分泌物增加和肺水肿等;平滑肌痉挛出现呼吸困难、恶心、呕吐、腹痛、腹泻和大小便失禁等,瞳孔缩小,心血管功能抑制出现心动过缓、血压降低等。

(2)烟碱样症状:血压升高、心动过速、肌束震颤、肌痉挛和肌无力。

(3)中枢神经系统症状:头晕、头痛、烦躁不安、言语不清和意识障碍等。严重者进展为脑水肿,出现颅高压甚至脑疝,临床上可出现剧烈头痛、频繁呕吐、双侧瞳孔变小、脉搏呼吸变慢和昏迷等。若发生深昏迷,伴眼球固定、瞳孔不等大或散大、光反射消失、呼吸不规则等,则发生脑疝。

什么是中间综合征?

有机磷中毒的急性胆碱能危象消失后 1 周内,可突发肌无力,发生率约为 8%。中间综合征主要是介于急性胆碱能危象与迟发性神经病之间,其发病机制尚未完全清楚,一般认为神经肌肉接头处乙酰胆碱酯酶长时间被抑制,蓄积在突触间隙的大量乙酰胆碱持续作用于突触后膜上的 N_2 受体,导致递质传递障碍,从而引起骨骼肌麻痹。

什么是酒精中毒?

酒精中毒俗称"醉酒",一次饮入过量的乙醇或乙醇类饮料,引起的以神经、精神症状为主的中毒性疾病。严重者可累及呼吸和循环系统,导致意识障碍、呼吸、循环衰竭,甚至危及生命。大多数成人纯乙醇致死量为 25~500ml。

1. 临床表现

(1)兴奋期:表现为眼部球结膜充血、面色潮红或苍白、头晕、心率加快、患者可有欣快感。

(2)共济失调期:表现为动作不协调、步态不稳、动作笨拙、语无伦次、并可伴有眼球震颤、复视、恶心、呕吐等。

（3）昏睡期：患者沉睡不醒、面色苍白、皮肤湿冷、体温下降、呼吸浅表、瞳孔扩大甚至陷入昏迷、呼吸缓慢、心率加快，以致呼吸麻痹而死亡。

（4）典型症状：呼出气体或呕吐物有乙醇气味。

（5）其他症状：精神异常，如话多、易怒；面色潮红或苍白，眼部充血；心率加快；头昏、头痛；步态不稳；动作笨拙；言语含糊；视物模糊及重影；恶心、呕吐；昏睡状态；皮肤湿冷；体温下降；呼吸表浅；瞳孔扩大。

2. 并发症　成人酒精中毒后可并发中毒性肺水肿、脑血管意外、频发室性期前收缩、心房颤动等多种心律失常及肝功能损害。大量饮酒后还可以出现急性乙醇中毒肌病、肌痛、肌无力、肌肉肿胀、横纹肌溶解而导致急性肾衰竭。重度酒精中毒可并发脑水肿，此时颅内压增高，患者头痛、呕吐，意识障碍加深，尤其是眼底视盘水肿，为脑水肿的重要依据。严重的脑水肿能并发脑疝，使病情加重，而危及生命。

第二节　治　疗

中毒性脑病如何治疗？

1. 一般治疗　保持呼吸道通畅，及时清除口鼻腔分泌物，必要时可给予气管切开。

2. 立即停止与毒物接触，脱离中毒现场　阻止体内毒物的吸收，迅速清除未被吸收的毒物，加速体内已吸收毒物的排出。有皮肤吸收者，立即去除被污染的衣物，使用大量的温水或者肥皂水清洗。经口服吸收者，尽快进行催吐、洗胃。

3. 解除脑水肿，降低颅内压　可用 20% 甘露醇溶液，重者加用地塞米松，注意边脱边补。

4. 纠正与防治脑缺氧　及时给予患者吸氧，必要时进行高压氧治疗。

5. 镇静解痉治疗　躁动患者给予镇静药物治疗，镇静的同时要注意观察患者的呼吸情况，防止发生呼吸抑制。对于眼底检查有血管痉挛现象者，可采用阿托品解痉。

中毒性脑病治疗成功的关键在于早期明确诊断，针对脑缺氧和脑水肿采取积极措施，常用脱水疗法、糖皮质激素、高压氧治疗。在抢救时，加强护理、注意预防继发感染，维持水、电解质平衡及酸碱平衡等。

中毒性周围神经病如何治疗?

1. 积极寻找、去除病因。

2. 停止与毒物接触:皮肤中毒的患者立即将患者撤离现场,脱去被污染的衣物,用清水彻底清洗被污染的部位,特别注意清洗头皮、毛发、指甲缝、会阴及褶皱部位,清洗液忌用热水。经口中毒的患者,如若患者清醒,可先予以催吐。如若患者意识障碍,则给予患者洗胃。经眼中毒者,用大量清水或生理盐水反复冲洗,至少 5~15 分钟,必要时由眼科医生指导冲洗。

3. 减少毒物吸收:加速排出 对于已吸收的毒物,促进毒物排出,如使用利尿药或者血浆置换等治疗。

4. 给予足够营养及维生素:给予患者 B 族维生素治疗,营养神经。

5. 待患者病情稳定后可给予理疗、针灸、按摩等促进患者康复。

汞中毒后如何治疗?

1. 急救处理 口服汞及其化合物中毒者,应立即用碳酸氢钠或温水洗胃催吐,然后口服生鸡蛋清、牛奶或豆浆吸附毒物,再用硫酸镁导泻。需注意的是,切忌用盐水,否则有增加汞吸收的可能。吸入汞中毒者,应立即撤离现场,换至空气新鲜、通风良好处,有条件的还应给氧吸入。有吞咽困难者,应当禁食,并口服绿豆汤、豆浆水、麻油三种物质混合的液体。注意口腔护理,对抽搐、昏迷者,应及时清除口腔内分泌物,保持呼吸道的通畅。汞从伤口处进入人体后,应当立即停止使用汞溴红溶液。

2. 驱汞治疗 急性中毒可用 5% 二巯丙磺钠溶液。首次剂量为 5% 二巯丙磺钠溶液 2~3ml,肌内注射。以后每 4~6 小时 1 次,每次 1~2.5ml,1~2 天后,每天 1 次,每次 2.5ml,一般治疗 1 周左右。治疗过程中,若患者出现急性肾衰竭的症状,则应立即停止驱汞治疗,或者在血液透析的配合下,做小剂量的驱汞治疗。

3. 对症支持治疗 补液、纠正水电解质紊乱。发生接触性皮炎时,可用 3% 硼酸湿敷。对于鼻饲的患者,每天至少 2 次口腔护理。对症支持疗法对有机汞中毒尤为重要,主要目的是保护各重要器官特别是神经系统的功能,因单纯驱汞并不能阻止神经精神症状的发展。

有机汞接触史一旦确定,无论患者有无症状,都应进行驱汞治疗。

肉毒毒素中毒如何治疗?

1. 特效解毒剂的使用:尽早给予抗病毒素治疗。

2. 尽早进行催吐、洗胃、灌肠来导泻,以排出尚未吸收的毒物。

3. 及时注射新斯的明、乙酰胆碱、毛果云香碱及钙制剂以减轻中毒的症状。

4. 保持呼吸道通畅,呼吸困难者,给予氧气吸入,必要时行气管插管,机械辅助呼吸。

5. 吞咽困难者,给予鼻饲或者静脉内营养给药,防止发生肺炎等感染。

6. 患者需卧床休息,保暖,加强基础护理。

7. 肉毒抗毒素的过敏试验

(1)皮肤过敏试验:皮下注射抗毒素盐水稀释 1∶100 的抗毒素血清 0.1ml,如果既往有过敏史,皮下注射盐水稀释 1∶1000 的抗毒素血清 0.05ml,5~30 分钟观察结果。出现充血性的丘疹即为阳性。

(2)眼过敏试验:容易操作,即稀释 1∶10 的抗毒素 1 滴滴入一侧眼内,盐水对照滴入另一侧眼内。若出现流泪和结膜炎,则为阳性表现,当出现这种症状时,应立即注射 1∶1000 的肾上腺素 1ml。

一氧化碳中毒如何治疗?

1. **吸氧**　一氧化碳中毒的患者入院后立即给予患者吸氧,有条件者给予患者高压氧治疗,效果最佳,鼻导管吸氧的氧流量应调至为 8~10L/min。

2. **保护心、脑等重要脏器**　可用细胞色素 C 300mg 静脉滴注(用药前做皮肤试验),或将三磷酸腺苷 20mg、辅酶 I(辅酶 A)50U、普通胰岛素 4U 加入 25% 葡萄糖溶液 250ml 中静脉滴注。

3. **预防脑水肿**　遵医嘱应用高渗脱水药,如甘露醇、利尿药等,用药期间注意观察患者的意识、瞳孔及生命体征的变化。脑水肿多出现在中毒后 2~4 小时。

4. **保持呼吸**　可应用呼吸兴奋剂如洛贝林等。重症缺氧、深昏迷 24 小时以上者可行气管切开,呼吸骤停者立即人工呼吸,必要时气管插管,加压给氧,使用人工呼吸器。

5. **对症处理**　躁动惊厥者给予患者镇静药物,高热的患者给予解热药物。

6. **预防感染**　对长期昏迷者给予抗生素治疗。

7. **其他治疗**　如高压氧治疗、放血疗法等。

有机磷农药中毒如何治疗?

1. 发现有机磷农药中毒应尽快清除毒物是挽救患者生命的关键,应立即脱离现场,对于皮肤染毒者应立即及时去除被污染的衣物,并用大量清水反复冲洗,对于意识清醒的口服中毒患者,应立即催吐处理,减少毒物的吸收,经上述处理后呼叫120,等待救援。

2. 解毒治疗:尽早首次足量用药;多种解毒药联合使用;给药途径合理;酌情重复用药;根据胆碱酯酶活力停药。

(1)阿托品:最常用,可解除恶心、呕吐、流涎、便失禁、呼吸困难等毒蕈样症状。在30分钟内快速阿托品化效果最佳,目前使用剂量偏大。建议首剂:轻度患者1~2mg肌内注射;中度患者3~5mg静脉注射;重度患者6~10mg静脉注射,20~30分钟后半量重复1次,直至阿托品化;阿托品化后改为1mg肌内注射,每4~6小时1次。

(2)近年用格隆溴铵代替阿托品,该药不能透过血脑屏障,中枢神经不良反应少,效果与阿托品相当。脑水肿防治:脑水肿是本病的主要死亡原因,临床上除了抗水肿药物,强调早期足量运用皮质激素,补充能量合剂或ATP。

急性胆碱能危象如何处理?

1. 密切观察病情,卧床休息。

2. 维持足量的阿托品和能量合剂,维持水电解质、酸碱平衡。

3. 轻度呼吸困难者给予吸氧,吸氧不能缓解的重度呼吸困难给予机械通气,以维持生命。

4. 对呼吸肌麻痹的患者,在机械通气后给予突击量的氯解磷定,有助于患者尽早恢复自主呼吸。

酒精中毒后如何处理?

酒精中毒是指饮酒过量。急性中毒多由一次性过量饮酒引起,长期酗酒可引起慢性酒精中毒。人中毒量个体差异很大,一般成人中毒量为75~80ml。

当发现患者出现酒精中毒症状,立即停止饮酒,拨打120等待救护车来临,如有条件,可给予催吐,让未吸收的乙醇排出体外。

入院后,给予患者洗胃,维持生命体征平稳和加强代谢治疗。轻度中毒者给予保暖、侧卧,避免驾驶车辆。严重者给予50%葡萄糖注射液100ml,胰岛素20U静脉注射,同时肌内注射维生素B_1、维生素B_6和烟酸各100mg,以加速乙酰化。也可用纳洛酮，每次 0.4~0.8mg 肌内注射或 0.4~0.8mg 溶解在 5% 葡萄糖注射液中静脉注射，重复使用直至患者清醒。呼吸抑制者，可给予患者呼吸兴奋剂，血压下降者可给予升压药，给予患者对症处理。

第三节 护 理

中毒性脑病患者如何护理？

1. 一般护理　给予患者吸氧，及时清除口鼻腔分泌物，保持患者呼吸道通畅，必要时进行气管插管。

2. 监测病情　给予患者心电监护，严密监测患者意识、瞳孔和生命体征的改变。如若发生两侧瞳孔不等大，对光反射消失、频繁头痛、剧烈恶心呕吐等症状，应警惕脑疝的发生。

3. 高压氧治疗　患者入院后，及早进行高压氧治疗。

4. 积极开展肢体功能锻炼　在患者病情稳定 24 小时后可进行肢体的功能锻炼。对于卧床的患者，将其肢体摆放在功能位。

5. 认知和语言功能护理　对于发生认知功能障碍的患者，护理人员可采用看图识物、辨认亲属、生活用品辨识等手段加强训练，引导患者从简单记忆到复杂记忆，刺激脑细胞再生和修复。

6. 对症治疗　对于发生躁狂的患者，注意安全防护。加强防范措施，防止患者伤人或自伤，使用带防护垫的床栏，必要时给予保护性约束。

中毒性周围神经病患者如何护理？

1. 病因治疗　立即阻止毒物进入人体，脱离中毒环境及毒性物质。由药物引起者，原则上应尽快停药。总之治疗中毒性周围神经病患者应积极采取措施去除病因。

2. 一般治疗　对于肢体无力的患者，应嘱咐家属陪护，防止发生跌倒。对于卧床的患者，鼓励患者主动运动，并教会患者家属做肢体的被动运动，卧床时肢体应保持功能位，并每 2 小时翻身 1 次，防止压疮及肺部感染。

3. 检查护理　中毒性周围神经病的患者需做脑电图、肌电图等特殊检查。检查前 3 天停止用镇静药或兴奋药；劝说患者于检查前进餐，避免因低血糖而出现假象；帮助不能完全自理的患者进行头发、皮肤等的清洁及皮肤保温，向患者说明检查时的操作和感觉等，以取得患者的理解和配合，使检查顺利完成。

4. 心理护理　中毒性周围神经病的患者以四肢无力、步态不稳、感觉障碍等为主要的表现，患者对预后不了解，特别是青年患者，害怕肢体发生畸形、挛缩，从而对生活失去勇气，对治疗失去信心，甚至拒绝治疗，因此，心理护理至关重要。这时护理人员应该耐心倾听患者的主诉，耐心细致的进行解释安慰、疏导、鼓励等支持性心理治疗。在生活上多关心患者，以取得患者的信任。

汞中毒的患者有哪些护理措施？

1. 口服汞化合物引起的急性中毒，应立即洗胃，用碳酸氢钠溶液或温水洗胃催吐，然后口服牛奶、蛋清或豆浆，以吸附毒物，不可用盐水，因为盐水有增加汞吸收的可能，在洗胃过程中要警惕腐蚀消化道穿孔的可能性。

2. 有吞咽困难的患者，应当禁食，并口服绿豆汤、豆浆水、麻油三种物质混合液体解毒。

3. 注意口腔护理，对抽搐、昏迷者应及时清除口腔分泌物，保持呼吸道通畅。

4. 出现躁动时的护理：

（1）发现患者出现躁动时，给予床档，立即报告医生，不能强行按压患者肢体，遵医嘱使用镇静药物，使用镇静药物期间，注意观察患者的呼吸，以防发生呼吸暂停。

（2）也可遵医嘱使用保护性约束，实施约束之前，与家属沟通，告知患者家属约束的重要性，取得家属的理解与配合。

（3）使用约束保护时间不宜过长，松紧要适宜，必要时里面垫棉垫，每2小时松开约束带检查皮肤1次，将肢体置于功能位置。待病情稳定后，遵医嘱解除约束，并做好记录。

（4）约束期间，专人护理，按时巡视，做好患者的生活护理，如喂水、饮食、睡眠、保暖及大小便等，保持床单位平整干燥。

（5）如果条件允许，可将患者置于单人病房或者监护室，注意保持环境安静，防止声音对患者的刺激。

肉毒毒素中毒如何护理？

1. 护理要点　肉毒毒素中毒的患者最严重的就是出现呼吸困难，如果不及时抢救，患者就会发生生命危险。肉毒毒素主要是引起呼吸驱动力不足，出现低氧血症和二氧化碳潴留，肺实质并不出现问题，所以能够及时地发现呼吸衰竭，并尽快建立人工气道和有效的机械通气至关重要。这就要求医务人员加强巡视，及时发现病情变化，护理工作者应熟练掌握建立人工气道的指征、气管插管的配合和呼吸机使用的方法。在病情稳定后，患者清醒后，加强心理护理，缓解患者在撤机和拔管过程中的恐惧心理也很重要，此时患者不能正常说话，需要靠手势或书写的方式进行交流，护理人员应多与患者交流，满足患者的需要，与患者共同努力，促进机体恢复。

2. 发生呼吸衰竭的护理

（1）当患者出现呼吸困难、血氧饱和度下降、血气二氧化碳分压上升需立即报告医生，准备气管插管。

（2）在等待插管过程中，可给予面罩加压给氧、吸痰等急救措施。面罩加压给氧是徒手给予开放气道，解除呼吸道梗阻最有效的办法，能够在短时间内改善患者氧合状况。

（3）配合麻醉师行气管插管，并妥善固定气管套管。每班次进行交接，保证有效的人工气道，并使用气囊压力表监测气囊压力，使其波动在 $15\sim25cmH_2O$。及时吸痰，保持呼吸道通畅。每天 4 次口腔护理，口腔护理时至少两名护理人员进行操作，擦拭时动作轻柔，并观察患者口腔情况，异常情况及时告知医生。气管套管的管路每周更换 1 次，并注意无菌操作，湿化灌内的灭菌用水量不能超过罐内上线。及时处各种报警问题，班班交接，确保呼吸机正常运转。

（4）心理护理：患者给予机械通气后，若神志清楚，应告知患者气管插管的重要性，必要时实行保护性约束，防止患者拔管。加强与患者沟通，及时了解患者的主诉，满足患者的要求，解答患者的问题。

（5）告知患者及其家属不能随意进行肉毒毒素的注射，无论是注射部位不当还是剂量过大，都会导致肉毒毒素中毒，做好宣教。

有机磷农药中毒患者的护理措施有哪些？

1. 急救护理

（1）立即终止毒物吸收，尽早、彻底、反复洗胃。

（2）保持呼吸道通畅，平卧位时头偏向一侧，及时清理呼吸道分泌物，预防窒息，鼻导管给氧，必要时行气管插管，呼吸机辅助呼吸。

（3）建立静脉通路，准备抢救药品。

（4）病情观察：体温、脉搏、呼吸、血压、瞳孔、神志变化、有无呕吐便血，动态监测血胆碱酯酶活性。

2. 解毒剂的应用的观察与护理 对中毒患者立即建立静脉通路，遵医嘱静脉注射阿托品和解磷定。阿托品化的过程中，注意观察瞳孔的大小、面色和皮肤黏膜、心率的变化以防阿托品过量。

3. **饮食护理** 洗胃或者催吐后需禁食一天，一天后吃清淡饮食。

4. **防止并发症** 中毒性肺水肿、中毒性心肌炎、肝肾衰竭、胃肠穿孔等。

5. **心理护理** 加强心理疏导，给予关心，并与患者家属做好沟通，避免刺激患者，减轻患者的心理负担，合理安排患者的日常生活，并鼓励患者积极参加社交活动，培养兴趣爱好，帮助患者恢复内心平衡，勇敢地面对现实，树立重新生活的信心。

怎样预防有机磷农药中毒？

1. 生产过程应密闭，完善排风系统，加强个人防护和卫生措施。发生事故或者有机磷污染，应立即上报主管的行政、医疗和公安部门，做好抢救、疏散等，严防事态扩大。

2. 有关部门对有机磷农药应健全管理制度，并向群众讲解其正确用法、用途和毒性。

3. 被药物污染的用具和包装品必须彻底清洗后才能移作他用，最好废弃不用。

4. 喷洒药物的人员务必按照规定，严格执行用药的注意事项；喷洒过有机磷农药的瓜果必须经过规定时间后方可食用；禁食被有机磷农药毒死的家畜、水产品等。

5. 室内有婴儿居住者，在用敌敌畏消灭室内蚊蝇时，必须将婴儿及其食具移开，绝不能将有机磷农药涂洒于小儿头皮、衣服、被褥。

6. 勿用喷洒过有机磷农药的田土填充"土包裤"及尿垫；教育小儿禁止在正在喷洒或喷洒过农药不久的田间玩耍。

7. 要向群众普及中毒的症状，以便及时发现，及时就诊，及时抢救。

酒精中毒患者如何护理？

1. 对于无呕吐的酒精（乙醇）中毒患者及时给予催吐和洗胃，若患者意识清醒且能够配合则给予催吐，嘱患者适量饮用温开水，以压舌板刺激咽喉促进对中毒症状较轻的患者呕吐。如果催吐效果不够理想，可使用温盐水 + 1% 碳酸氢钠溶液洗胃，洗胃时插管动作要轻柔，避免造成患者消化道黏膜损伤，且注意观察患者的面色及呼吸变化情况。

2. 保持呼吸道通畅，防止呕吐物吸入。若患者无显著呕吐，嘱其取平卧位，将头偏向于一侧。若患者呕吐严重，意识不清，则取侧卧位，及时清理口鼻腔分泌物，避免反流误吸而窒息。对于呼吸抑制者，立即通知医生行气管插管，做好机械辅助呼吸准备。

3.保暖护理：患者在酒精中毒后全身血管多处于扩张状态，热量大量散发，部分患者甚至出现寒战，此时必须保证室内温度，并给予患者加盖棉被及其他保暖措施，及时补充能量。同时，及时更换被呕吐物浸湿的衣服、床单等，避免患者因受凉引发其他疾病。在应用热水袋保暖时要用毛巾将热水袋包裹好，避免引发烫伤。

4.对于中毒较重者，建立静脉通路，遵医嘱静脉注射解毒剂和利尿药，如纳洛酮和呋塞米等，加速乙醇的排出。

5.做好安全护理，躁动者遵医嘱给予约束，防止跌倒、坠床。

6.预防并发症：酒精中毒患者多数因频繁呕吐导致体液严重丢失，并引发低血压或者休克，为此护理人员必须密切观察其生命体征，若患者伴发心绞痛则嘱患者平卧休息，同时给予患者镇静、镇痛、吸氧或抗心律失常类药物治疗。若患者休克则给予平卧休息、吸氧及快速补充液体处理。若患者出现急性出血性胃炎则遵医嘱给予保护胃黏膜的药物，同时可使用抗生素预防感染。若患者出血严重则给予凝血酶溶液口服。

酒精中毒患者有哪些需要注意的问题？

1.平时生活中，要注意全面进行身体调节，切勿空腹饮酒和饮酒过量。

2.有心、肝、肾疾病，胃肠道溃疡及胃酸分泌过多兼有消化不良者，禁用含乙醇饮料。

3.对有酒精中毒史的患者要定期进行随访，预防心脑血管疾病的发生。

4.酒精中毒俗称醉酒，一次饮用过量会对中枢神经系统产生兴奋后抑制作用，重度中毒患者可因呼吸、心搏抑制而死亡。乙醇对肝的损害相当大，建议戒酒。

第五章 神经系统其他常见疾病

第一节 概 述

什么是重症肌无力？

重症肌无力是一种神经－肌肉接头传递障碍的获得性自身免疫性疾病，主要表现为骨骼肌极易疲劳，活动后症状较重，休息和应用胆碱酯酶抑制药治疗后症状明显减轻。

1. 病因 与自身免疫功能障碍有关，即神经－肌肉接头的突触后膜乙酰胆碱受体被自身抗体攻击而引起的自身免疫性疾病。几乎所有的重症肌无力的患者都有胸腺异常，故推断诱发免疫反应的起始部位在胸腺。

2. 临床表现

（1）发病年龄：任何年龄均可发病，20~40 岁和 40~60 岁是两个发病高峰，前者女性多于男性，后者男性多见。10 岁以下发病仅占 10%。

（2）诱因：初次发病者一般没有明显的诱因，部分或复发的患者可先有感染、精神创伤、过度疲劳、妊娠和分娩史。大部分为隐匿起病，呈进展性或缓慢性与复发交替性发展，部分严重者呈持续性。偶有亚急性起病，进展较快。

（3）肌无力：全身骨骼均可受累。但在发病早期可单独出现眼外肌无力、咽部肌肉无力或肢体肌无力。常从一组肌群无力开始，逐步累积到其他肌群，直到全身骨骼肌。大多数表现为肌肉持续收缩后出现肌无力甚至瘫痪，休息后症状减轻或缓解。多数患者晨起肌力正常或肌无力症状较轻，而在下午或傍晚肌无力明显加重，称为"晨轻暮重"现象。

3. 常见危象

（1）肌无力危象：大多是由于疾病本身的发展所致，也可因感染、过度疲劳、精神刺激、月经、分娩、手术、外伤而诱发。临床表现为患者的肌无力症状突然加重，出现吞咽和咳痰无力，呼吸困难，常伴烦躁不安、大汗淋漓等症状。

（2）胆碱能危象：即抗胆碱酯酶药物过量引起的呼吸困难，发生危象之前常先表现出恶心、呕吐、腹痛、腹泻、多汗、流泪、皮肤湿冷、口腔分泌物增多、肌束震颤，以及情绪激动、焦虑等精神症状。

（3）反拗性危象：多因抗胆碱酯酶药物突然无效而引起，主要见于严重全身性患者，多于应用抗胆碱酯酶药物期间，因胸腺手术后、感染、电解质紊乱或其他不明原因导致患者对抗胆碱酯酶药物治疗无效。

什么是周期性瘫痪？

周期性瘫痪是以反复发作的骨骼肌迟缓性瘫痪为特征的一组疾病，发作时大多伴有血清钾的异常改变。

周期性瘫痪临床根据血清钾含量的变化主要分为三种类型，即低钾型、高钾型和正常钾型，最常见的是低钾型周期性瘫痪。

1. 低钾型周期性瘫痪

（1）心电图呈典型的低钾性改变，U 波出现，T 波低平或倒置，P-R 间期和 Q-T 间期延长，ST 段下降，QRS 波增宽。

（2）临床表现

1）任何年龄均可发病，20~40 岁男性较多发，随年龄的增长发作次数减少。

2）常于夜间睡眠或清晨起床时出现对称性肢体无力或完全瘫痪，且下肢重于上肢、近端重于远端。

3）在发病期，主要体征为肢体不同程度的瘫痪，肌张力低下，腱反射减弱或消失，但无病理反射。

4）血钾过低可出现呼吸麻痹、心动过速或过缓、室性心律失常、甚至室颤致死。

5）发作一般经数小时至数天逐渐恢复，最先受累的肌肉最先恢复。

2. 高钾型周期性瘫痪

（1）心电图呈高钾性改变，T 波高、尖，快速型心律失常。

（2）临床表现

1）多在 10 岁前起病，男性较多，饥饿、寒冷、剧烈运动和钾盐摄入可诱发肌无力发作。

2）肌无力从下肢近端开始，而后累及上肢、颈部肌肉和脑运动神经支配的肌肉，瘫痪程度一般较轻，但常伴有肌肉痛性痉挛。每次持续时间短，约数分钟至一个小时。发作频率为每天数次到每年数次。

3）部分患者伴有手肌、舌肌的强直发作，肢体放入冷水中易出现强直发作。

多数病例在 30 岁左右出现好转，逐渐终止发作。

3. 正常钾型周期性瘫痪很少见，多数在 10 岁前发病，常于夜间或清晨醒来时发现四肢或部分肌肉瘫痪，甚至发音不清、呼吸困难等。发作前常有极度嗜盐、烦渴等表现。其症状表现类似低血钾周期性瘫痪，但持续时间大都在 10 天以上；又类似高血钾型周期性瘫痪，给予钾盐可诱发。但与两者不同之处为发作期间血钾浓度正常，以及给予氯化钠可使肌无力减轻，若减少食盐量可诱致临床发作。

什么是多发性肌炎？

多发性肌炎是一组多种病因引起的弥漫性骨骼肌炎症性疾病，临床表现为急性或亚急性起病、对称性四肢近端和颈肌及咽肌无力、肌肉压痛、血清酶增高和骨骼肌坏死及淋巴细胞浸润为特征，同时伴有红细胞沉降率增快及肌电图呈肌源性损害。

什么是肌强直性肌病？

肌强直性肌病是指骨骼肌在随意收缩或受物理刺激收缩后不易立即放松，电刺激、机械刺激时肌肉兴奋性增高，重复收缩或重复电刺激后骨骼肌松弛，症状消失，寒冷环境中强直加重，肌电图检查呈现连续的高频放电现象为特征的一组肌肉疾病。

什么是代谢性肌病？

代谢性肌病是由于肌肉细胞内能量供应异常而产生的一组疾病，以骨骼肌糖原和脂肪代谢异常为主，主要与糖原、脂质或线粒体代谢异常及核基因异常有关。代谢性肌病主要包括线粒体病、脂质代谢性肌病及糖原代谢性肌病这三大类型疾病。

什么是运动神经元病？

运动神经元病是一组病因未明的选择性侵犯脊髓前角细胞、脑干运动神经元、皮质椎体细胞及椎体束的慢性进行性神经变性疾病。一般认为是随着年龄增长，由遗传易感个体暴露于不利环境所造成的，即遗传因素和环境因素共同导致了运动神经元病的发生。

什么是阿尔茨海默病?

阿尔茨海默病是老年人常见的神经系统变性疾病,是痴呆最常见的病因。其病理特征为老年斑、神经元纤维缠结、海马椎体细胞颗粒空泡变性和神经元缺失。

什么是多系统萎缩?

多系统萎缩是一组原因不明的累及锥体外系、椎体系、小脑和自主神经系统等多部位的神经系统变性疾病。其基本病理表现为神经元缺失、胶质细胞增生,其病理诊断的特异性标志是少突胶质细胞包涵体。

第二节 治 疗

重症肌无力主要的治疗方法有哪些?

1. 药物治疗
(1)溴吡斯的明为最常用的药物。
(2)肾上腺皮质激素可抑制自身免疫反应,适用于各种类型的重症肌无力。
(3)免疫抑制药适用于对肾上腺皮质激素不能应用、不耐受或者疗效不佳的患者。治疗重症肌无力首选免疫球蛋白。
2. 胸腺治疗:主要用于伴有胸腺肿瘤、胸腺增生的患者。
3. 血浆置换:通过正常人血浆或者血浆代用品置换患者血浆,该治疗起效快,近期疗效好,但不长久。
4. 静脉注射人免疫球蛋白:治疗效果好,无明显不良反应,广泛应用于重症肌无力的治疗。
5. 手术或放射治疗。

多发性肌炎如何治疗?

急性期患者应卧床休息,适当体疗以保持肌肉功能和避免挛缩,注意防止肺炎等并发症。
1. 皮质类固醇激素:为多发性肌炎的首选药。长期皮质类固醇激素治疗应注意预防不良反应,给予低糖、低盐和高蛋白饮食,用抗酸药保护胃黏膜,注意补充钾和维生素 D，对结核病患者应进行相应的治疗。

2. 免疫抑制药：当激素治疗不满意时可用激素治疗。激素治疗多发性肌炎首选甲氨蝶呤，其次为硫唑嘌呤、环磷酰胺、环孢素，用药期间应定期复查白细胞和肝肾功能。

3. 中药治疗：雷公藤糖浆或昆明山海棠，每次 4 片，每天 3~4 次，服药期间应注意监测肝肾功能。

4. 血浆置换：泼尼松和免疫制药治疗无效伴有明显吞咽困难、构音障碍的患者可选用血浆置换，以除去血液中的淋巴因子和循环抗体，改善肌无力的症状。

5. 免疫球蛋白：急性期使用，效果最好，但应注意不良反应，恶心、呕吐、头晕可自行缓解。

6. 给予高蛋白和高维生素饮食，恢复期可进行适当的体育活动和理疗。

肌强直性肌病如何治疗？

肌强直性肌病的治疗问题包括药物治疗缓解症状，避用某些药物，防止肌强直症状加重，以及根据疾病类型做出不同处理。苯妥英钠适用长期抗肌强直治疗，对于有心肌传导异常的患者，苯妥英钠有一定作用，用量为 0.1~0.2g 口服，每天 3 次，但改善肌强直不够显著。长期服用有牙龈增生、眼球震颤、粒细胞减少等不良反应。先天性肌强直患者日常生活中要注意保暖，保暖可使肌强直减轻。在用药期间，注意监测心脏功能。

代谢性肌病如何治疗？

1. 线粒体肌病　目前无特效治疗办法。目前临床上长期应用维生素 E、ATP、辅酶 Q10 和 B 族维生素治疗，如有重度心脏传导阻滞者可用心脏起搏器。

2. 糖原沉积病　Ⅰ型糖原沉积病需维持婴儿的血糖水平，防止发生低血糖，可少量多餐进食和补充葡萄糖。少食水果、牛奶，以免摄入过多半乳糖而发生酸中毒，防止继发感染。对于Ⅱ型糖原沉积病，可试用纯化的 α 糖苷酶治疗，可使肝内糖原减少。Ⅴ型糖原沉积病患者应避免剧烈运动，也可在运动前服用少量葡萄糖、果糖和乳糖以防止或减轻发作性肌无力及肌肉痉挛性疼痛。

3. 脂质沉积病　可给予补充肉碱，一般应用佐卡尼丁 10ml，每天 2~3 次，可取得较好疗效，但需长期应用。在急性期加重或复发期，应用肾上腺皮质激素治疗可以改善肌力，不过长期或反复应用后，效果逐渐不明显。

运动神经元病如何治疗？

1. 病因治疗　临床最常用的药物是利鲁唑，可以增强肌力、延长患者的存活时间和推迟气管切开的时间，但不能显著改善症状和根治本疾病。该药主要适用于轻中症患者，但是价格昂贵。成人剂量是 50mg 口服，每天 2 次，但是应注意药物发生的不良反应，如无力、腹痛、恶心、厌食等，应在用药之前告知患者及家属，以免引起患者不必要的恐慌。

2. 对症治疗　患者易产生流涎、痉挛、疼痛，以及吞咽和营养障碍，最终因呼吸衰竭而死亡，因此对症治疗主要是改善患者的生活质量。如针对肌肉痉挛可口服地西泮，分次服巴氯芬。近年来，随干细胞技术的发展，干细胞治疗已成为治疗本病手段之一，可缓解并改善病情。吞咽困难的患者，及时给予鼻饲以维持营养和水分的摄入。

3. 心理治疗　本病早期患者清醒，疾病到末期会出现呼吸困难，甚至昏迷，因此医务人员应耐心地向患者讲解疾病的发生发展过程，及时地与患者沟通，心理治疗在本病的治疗中至关重要。

4. 晚期呼吸困难的患者　严密监测病情变化，及时清除口鼻腔内分泌物，保持呼吸道通畅，必要时给予气管切开以呼吸机辅助呼吸。

阿尔茨海默病如何治疗？

此疾病目前无特效治疗方法，主要是支持治疗和对症治疗，在综合治疗的基础上针对主要病因进行重点治疗，采取综合性治疗策略。

1. 支持治疗　给予扩张血管、改善脑血液供应、营养神经和抗氧化等治疗。常用的药物有银杏叶提取物、都可喜、吡拉西坦等。患者如若出现抑郁、失眠、癫痫等症状可给予对症治疗。

2. 药物治疗

（1）乙酰胆碱酯酶抑制药：通过抑制胆碱酯酶而抑制乙酰胆碱降解并提高活性，改善神经递质的传递功能。如安理申、毒扁豆碱等。

（2）抗焦虑、抑郁药物：对控制阿尔兹海默病伴发的行为异常有作用，如丁螺环酮、阿米替林、多虑平等。

（3）其他药物：目前用于治疗的药物还有脑代谢活剂、钾通道阻滞药、雌激素和降低胆固醇的药物等。

3. 神经保护治疗　可用维生素 E 和单胺氧化酶抑制药司吉宁。

4. 心理社会治疗　鼓励患者早期尽量参加社会活动，如跳舞、打牌、打字和绘画等，使患者对生活充满乐趣。但应注意对有精神、认知功能、视空间功能障碍、行动障碍的患者提供必要的照顾，以防意外，患者如外出活动一定要有人陪同，若无人陪同，则应随身携带身份证或联系卡，以防走失。

多系统萎缩如何治疗？

治疗多系统萎缩主要以对症治疗、护理为主。

1. 帕金森病样运动障碍　临床上选择左旋多巴治疗，在未出现反应低下时可以使用1~1.5g/d的剂量。同时，给予单胺氧化酶抑制药或多巴胺受体激动剂。

2. 自主神经功能障碍　直立性低血压一般不给予特殊治疗，物理治疗是防治直立性低血压的首选方法，可使用抬高患者睡眠或者平卧位时的头和躯干位置、训练患者适应体位变换时的血压波动、穿抗压服等方法，以及适当高盐饮食及多饮水增加血容量。

第三节　护　理

重症肌无力患者常规的护理措施有哪些？

1. 监测生命体征、血氧饱和度及用药反应，注意观察肌无力危象等并发症。

2. 保持呼吸道通畅，床边备好吸引器，必要时准备气管切开用物及呼吸机辅助呼吸。

3. 重症患者卧床休息，取半卧位，加用床档，避免加重疲劳的不必要活动。

4. 定时协助患者改变体位，给予每2小时翻身叩背1次，遵医嘱给予雾化吸入，做被动运动和局部按摩。

5. 清除活动范围内的障碍物，避免冲撞患者，协助患者使用开水壶，避免烫伤。

6. 严格执行用药的时间和剂量，禁止使用一切加重神经肌肉传递障碍的药物，如吗啡、利多卡因、链霉素、卡那霉素、庆大霉素和磺胺类。

7. 给患者准备纸、笔、提示板等交流工具，了解患者需要。

8. 饮食方面保证充足的维生素和蛋白的摄入，宜清淡饮食，避免油腻，不吃寒凉刺激食物，多食温补平缓之物。少食多餐，限制钠盐摄入，避免过饱、受寒、酗酒、过劳等，也可选用健脾补肾的食物，如排骨汤、蛋类、栗子、核桃仁。

重症肌无力患者会有生命危险吗？

重症肌无力患者如果发生延髓支配肌肉和呼吸肌严重无力，出现呼吸肌麻痹，以及不能维持换气功能时，称为危象。如不及时抢救可危及患者的生命，危象是重症肌无力死亡的常见原因。

重症肌无力患者在日常生活中需要注意哪些问题？

生活方面告知患者生活要规律，日常生活中注意气候的变化，注意保暖，以防感冒引起疾病加重。在感冒易发季节，要远离公共场所以防传染。合理安排饮食起居、劳逸结合。应禁用抗生素中的金霉素、四环素等；抗心律失常药物中的奎尼丁、奎宁、普萘洛尔、利多卡因等箭毒类肌肉松弛药；大剂量的苯妥英钠。

重症肌无力患者应坚持体育锻炼，可以参加家人和朋友的郊游、旅行。要适量运动，避免过劳、外伤、精神创伤，保持情绪稳定，按时服药，避免受凉、感冒及各种感染。

肌无力危象的处理原则是什么？

一旦发生呼吸肌瘫痪，应立即进行气管插管或切开，应用人工呼吸及辅助呼吸，并依据不同的危象采取不同的方法，如肌无力危象者应加大新斯的明的用量；胆碱能危象和反拗性危象者暂停抗胆碱酯酶药物的应用，观察一段时间后再恢复应用抗胆碱酯酶药物，同时进行对症治疗。危象的基本处理如下所述。

1. 保持呼吸道通畅，加强排痰，防止窒息的发生。

2. 积极控制感染，选用有效足量和对神经肌肉接头无阻滞作用的抗生素以控制肺部感染。

3. 肾上腺皮质激素治疗。

周期性瘫痪的护理措施有哪些？

1. 活动无耐力 嘱患者急性发作期卧床休息，有明显心功能损害时应限制其活动量；肢体肌力恢复期，鼓励患者及家属进行肌肉锻炼，如主动运动、推拿、按摩、被动运动，以促进代谢产物消散，减轻肌肉酸痛，但应避免过急、过猛的活动；发作间期告知患者可以正常工作和生活，适当运动，劳逸结合。

2. 有受伤的危险 运动障碍的患者要注意保护患者，防止跌伤。床要使用床栏；地面要保持干燥；常用物品放于患者伸手可触及之处；患者行走要穿防滑鞋，地面没有阻碍物，并有家属陪伴，防止受伤。

3. **知识缺乏** 为患者及其家属进行健康宣教，讲解疾病相关知识。

4. **生活护理** 根据患者的临床分型：是低钾型、高钾型，或者正常钾型，选择进食高钾或者低钾的食物，高钾的食物有肉类、香蕉、菠萝等，低钾的食物有南瓜、黄瓜、芹菜、茄子等，指导患者少食多餐，避免暴饮暴食，忌饮酒。对于肢体无力、限制卧床的患者应做好基础护理，协助患者服药和洗漱。

5. **心理护理** 主动关心患者，用安慰鼓励的语言与患者沟通，解释疾病发生发展的过程及疾病治疗的过程。对于机械通气不能言语的患者，可以利用肢体语言、指示卡进行交流，选择闭合式的提问方式向患者提问，可以将患者家属写的信一遍遍读给患者听，使其树立战胜病魔的信心。

6. **病情观察** 评估患者肢体运动障碍的程度、范围；密切监测患者的呼吸功能，保持呼吸道通畅；注意血钾浓度变化。

7. **出院指导** 帮助患者了解周期性瘫痪疾病的相关知识，告知患者可参加日常工作，但应避免剧烈运动及过度疲劳；避免受凉，预防呼吸道及肠道感染。告知患者一旦出现肢体无力、麻木或者呼吸困难等症状，应及时就医。

多发性肌炎的常规护理措施有哪些?

1. **饮食护理** 鼓励患者进食高蛋白、富含纤维素的食物，低盐低脂易消化的食物，禁辛辣刺激食物，以保证营养，增强抵抗力。进食时取坐位或半卧位，进食不可过快，进食期间避免交谈，宜少量缓慢进食，以免引起呛咳发生误吸。

2. **药物宣教** 多发性肌炎主要使用糖皮质激素治疗，同时给予营养神经药物。因此激素治疗期间要注意不良反应，用药之前要告知患者及其家属可能出现的副作用，很可能引发患者血压升高、真菌感染、激素性糖尿病及库欣综合征等，耐心解释和安慰。为了减少不良反应的发生，用药期间严格按照医嘱用药，告知患者按医嘱服药，不能自行减药或停药。

3. **休息和肢体功能锻炼** 急性期患者卧床休息，避免活动，并尽可能减少肌电图、针刺等操作，以免加重病情。为防止发生肌肉萎缩，在恢复期，应鼓励患者早期进行活动，有计划地进行肢体锻炼，活动量由小变大，不能过度活动，注意劳逸结合。

4. **健康宣教** 告知患者注意保暖，预防感冒，保持口腔卫生，预防真菌感染，保持皮肤清洁干燥，防止破损，多饮水，预防尿路感染。

肌强直性肌病的常规护理措施有哪些？

1. **饮食护理** 饮食以低盐低脂易消化为主，避免辛辣刺激的食物，同时给予营养丰富的饮食，以满足机体的生理需求，增强机体免疫力。如发现吞咽困难的患者，给予半流质饮食，必要时给予鼻饲饮食，防止发生误吸。

2. **肢体功能锻炼** 该病患者主要的临床表现是肌肉强直收缩不放松或者进行性肌肉萎缩，所以经常帮助患者进行肢体活动，防止发生肌肉萎缩，卧床期间，将肢体处于功能位置，防止发生肢体畸形、挛缩。

3. **健康宣教** 日常生活中注意天气变化，注意保暖，预防感冒，因为寒冷会加重病情。

4. **心理护理** 该病病程长，加之患者对疾病发生、发展及预后不了解，经常会产生恐惧和焦虑，所以医务人员应与患者建立良好的关系，热情耐心地解答患者提出的问题，经常关心患者，从而减轻患者的焦虑，增强其战胜疾病的信心。

5. **预防并发症** 对于尿便失禁的患者，及时更换潮湿的衣裤，清洗皮肤，保持皮肤清洁干燥。卧床的患者，定时翻身叩背，防止发生压疮。在治疗及护理过程中，密切观察患者病情变化，经常做心脑血管、眼底的检查，如出现异常，及时告知医生。

代谢性肌病的常规护理措施有哪些？

1. **饮食护理** 给予高热量、高蛋白、高糖类和低脂肪易消化的饮食，加强患者营养，提高机体抵抗力，多食新鲜蔬菜和水果，如豆类、肝脏、菠菜等。

2. **用药护理** 告知患者及其家属遵医嘱服药，不能自行加药、减药或者停药，并将药物的作用及不良反应交代给患者及其家属，以取得配合。

3. **休息及肢体康复锻炼** 患者可进行适当的肢体运动锻炼，经常活动躯体的各个关节，但活动强度和幅度不可过大。运动量超负荷，应立即停止活动，卧床休息，根据病情，逐渐增加活动量，以患者能够耐受为度，患者活动时给予必要的帮助。卧床休息时给予加床挡，防止发生坠床；如厕或外出活动时有人陪护，防摔倒或其他意外受伤。

4. **心理护理** 做好患者的心理护理，消除紧张焦虑，鼓励患者树立战胜疾病的信心。鼓励患者参加集体娱乐活动，说出自己的心理感受，耐心倾听患者的叙述，以取得理解并保持良好的人际关系。

运动神经元病的常规护理措施有哪些?

1. 心理护理 运动神经元病的特点是病程长且病情容易复发,感冒或劳累后加重。因此首先要帮助患者树立战胜疾病的信心,平日保持乐观的生活态度。

2. 中期吞咽稍困难的患者 宜进食半固体食物,避免进食流质饮食。做好口腔护理,防止口腔中有食物残渣留存。晚期患者吞咽无力,讲话费力,甚至呼吸困难,应给予鼻饲以保证营养,必要时用呼吸机辅助呼吸。

3. 饮食护理 在日常生活饮食中要保证充足的维生素和蛋白的摄入,饮食宜清淡宜消化,避免油腻,慎吃寒凉刺激之物。

4. 体育锻炼 患者劳累后病情加重,休息后减轻,因此要注意休息,避免剧烈运动。注意休息并不意味着卧床不动,适当的体育锻炼同样是患者不可缺少的,患者可以做一些医疗体操、太极拳或保健气功,以增强体质,提高机体的免疫功能。鼓励早期患者坚持工作,并进行简单锻炼及日常活动。

5. 健康宣教 嘱托患者生活有规律,注意劳逸结合,忌熬夜。告知患者注意保暖,预防感冒,以防加重疾病。

阿尔茨海默病的常规护理措施有哪些?

1. 心理护理 医务人员要耐心听取患者的主诉,用诚恳的态度对待患者,对于患者的唠叨不要横加阻挡或指责,尽量满足其合理要求。

2. 饮食护理 三餐应定量、定时,尽量保持患者平时的饮食习惯,患者多数因缺乏食欲而少食甚至拒食,直接影响营养的摄入,要选择营养丰富、清淡宜口的食品,荤素搭配,食物温度适中,无刺、无骨,易于消化。对吞咽有困难者应给予缓慢进食,不可催促,以防噎食及呛咳。

3. 安全护理 对中、重度痴呆患者要专人陪护。防止患者走失、防止患者发生意外。

4. 康复训练 培养和训练痴呆老人的生活自理能力,保障患者生活上的需求,训练生活自理能力,延缓智力衰退。对轻度痴呆的老人,要督促患者自己料理生活,如买菜做饭、收拾房间、清理个人卫生,鼓励患者参加社会活动,安排一定时间看报、看电视,使患者与周围环境有一定接触,以分散病态思维,培养对生活的兴趣,活跃情绪,减缓精神衰退。瘫痪的患者要加强肢体功能康复训练,防止关节挛缩、肌肉强直。

多系统萎缩的常规护理措施有哪些?

1. **安全防护** 多系统萎缩的患者活动中可发生头晕、跌倒、视物模糊等情况，患者变换体位时需动作缓慢，加强保护措施，避免头部和四肢发生外伤、骨折。

2. **饮食指导** 指导患者进行高钠、高钾饮食，饮食以少食多餐为原则，避免进食过量，因胃肠血流量增大导致大脑供血不足，加重头昏、头晕症状。

3. **防误吸** 严密监测患者吞咽情况，防止发生误吸。指导患者进行功能锻炼指导，如饮水前吸足气，吞咽时憋足气，缓慢进食，饮食调成糊状送至舌根部，少量分次喂入，吞咽困难严重时给予鼻饲。

4. **自主神经功能紊乱的护理** 尿失禁者需注意接尿，尿淋漓者可用集尿器，尿潴留患者需进行尿量评估，根据病情进行间歇性导尿或留置尿管。

5. **心理护理** 患者病程长、生活质量差，容易对生活失去信心，产生抑郁情绪，需加强心理护理，建立良好的护患关系，增强治疗的信心与勇气，对患者治疗中的进步给予及时鼓励。

6. **加强宣教，预防并发症** 对疾病过程中可能出现的问题加强宣教，争取达到预防并发症，延长患者生存期和提高生存质量的目的。

第六章 神经系统疾病常见症状

第一节 意识障碍

什么是意识障碍?

意识是人脑对大脑内外表象的觉察。是人们对自身和周围环境的感知,并通过言语和行为来表达。

意识障碍是指人们对自身和环境的感知发生障碍,或人们赖以感知环境的精神活动发生障碍的一种状态,表现为精神活动的不同程度的改变。

意识障碍可分为以下几种。

(1)嗜睡:是最轻的意识障碍,是一种病理性嗜睡,患者处于持续的睡眠状态,可被轻度刺激或言语唤醒,醒后并能正确回答和做出各种反应,但反应迟钝,当刺激去除后很快又再入睡。

(2)意识模糊:是意识水平轻度下降,较嗜睡为深的一种意识障碍。患者能保持简单的精神活动,但对时间、地点、人物的定向能力发生障碍,可有错觉、躁动不安、谵语或精神错乱。

(3)昏睡:是接近于人事不省的意识状态。患者处于熟睡状态,不易唤醒。虽在强烈刺激下可被唤醒,但很快又再入睡。醒时答话含糊或答非所问。

(4)浅昏迷:意识大部分丧失,无自主活动,对光、声刺激无反应,对疼痛可有痛苦的表情或肢体退缩等防御反应。角膜反射、瞳孔对光反射、吞咽反射、眼球运动等可存在。呼吸、心搏、血压无明显改变,可有大小便潴留或失禁。

(5)深昏迷:意识完全丧失,对各种刺激甚至是强刺激均无反应。全身肌肉松弛,深反射和浅反射均消失,偶有深反射亢进与病理反射出现。呼吸不规则,可有血压下降、大小便失禁或潴留。机体仅有维持呼吸与循环的最基本功能。

(6)谵妄:一种以兴奋性增高为主的高级神经中枢急性活动失调状态,表现为意识模糊、定向力丧失、感觉错乱(幻觉、错觉)、躁动不安、言语杂乱。

（7）其他：如无动性缄默、去大脑皮质状态、木僵等。

如何评估意识障碍？

临床上常用格拉斯哥量表（GCS）评估意识障碍程度。格拉斯哥评分的内容有睁眼反应、运动反应和语言反应。若 GCS 分数 ≤ 8 分为昏迷状态，提示重度脑损害；9~12 分为中度脑损害；13~15 分为轻度脑损害。最大得分 15 分，预后最好；最小得分 3 分，预后最差；8 分以上恢复机会较大；3~5 分潜在死亡危险，尤其是伴有瞳孔固定或缺乏眼前庭反射者。

使用格拉斯哥量表应该注意什么？

1. 格拉斯哥评分方法只在伤后初期应用，特别适宜急诊患者伤情的评估。

2. 格拉斯哥评分方法没有包括瞳孔大小、对光反射、眼球运动及其他脑干反应，也没有生命体征的观察。故临床上除记分外还要对这些指标做详细记录。

3. 须排除影响记分的因素，如颌骨骨折可使患者不能言语，眼睑损伤或眶周软组织水肿使患者无法睁眼，肢体骨折则致不能运动。

4. 还应排除意识障碍来自于醉酒、使用镇静药及癫痫持续状态所致的昏迷。

5. 3 岁以下的孩子因不合作无法使用；老年人反应迟钝常得低分；言语不通、聋哑人、精神病患者等使用也受限制，特别是昏迷前的意识障碍无法用量表来判断。

意识障碍的患者如何护理？

1. 日常生活护理　保持床单位整洁、干燥；减少对皮肤的机械性刺激，定时给予翻身、叩背，按摩骨凸受压处，预防压疮；做好大小便护理，保持外阴皮肤的清洁，预防尿路感染，注意口腔卫生，必要时遵医嘱给予口腔护理。谵妄躁动者加床栏，必要时给予保护性约束，防止坠床和自伤、伤人；慎用热水袋防止烫伤；如果患者眼睛不能闭合，注意保护眼睛，涂上眼药膏，用消毒的纱布湿敷于眼睛上，防止眼角膜干燥。

2. 饮食护理　给予高维生素、高热量饮食，补充足够的水分，必要时遵医嘱给予鼻饲，进食后 30 分钟之内不能摇低床头，防止食物反流。

3. 保持呼吸道通畅　平卧头侧位或侧卧位，开放气道，取下活动性义齿，及时清除口鼻分泌物和吸痰，防止舌根后坠、窒息、误吸或肺部感染。

4. 病情监测　严密监测并记录生命体征及意识、瞳孔变化，观察有无恶心、呕吐及呕吐物的性状和量，准确记录出入量，预防消化道出血和脑疝的发生。

突发意识丧失如何施救？

发现有人长睡不醒或突然倒地，先大声呼唤，拍打双肩，判断有无意识，如有反应，立即给予平卧位，头偏向一侧，呼叫 120 急救服务电话，最好有第二人帮忙呼救，安排紧急送院，送到医院进一步确诊。如无反应，立即平卧位，头偏向一侧，呼叫周边人员拨打 120，给予胸外心脏按压，打开气道，行人工呼吸，直至救护车的到来，必要时跟随救护车一同去医院，讲述整个抢救过程。

第二节　吞咽障碍

什么是吞咽障碍？

吞咽障碍是指由于多种原因引起的、可发生于不同部位的吞咽时的咽下困难。吞咽障碍可影响摄食及营养吸收，还可导致食物误吸入气管导致吸入性肺炎，严重者可危及生命。

病因：吞咽功能障碍是急性脑血管病最常见的症状，由于各种原因损害了双侧舌咽、迷走神经或皮质脑干束，所致神经和肌肉功能发生了障碍，致使食物（或液体）从口、咽、食管至胃的推进过程中受到阻碍，造成不同程度的吞咽功能障碍。

什么是洼田饮水试验？

临床上常用洼田饮水试验来评估患者的吞咽功能。

1. 试验步骤　患者端坐，喝下 30ml 温开水，观察所需时间及呛咳情况。

（1）1 级（优）能顺利地 1 次将水咽下。

（2）2 级（良）分 2 次以上，能不呛咳地咽下。

（3）3 级（中）能 1 次咽下，但有呛咳。

（4）4 级（可）分 2 次以上咽下，但有呛咳。

（5）5 级（差）频繁呛咳，不能全部咽下。

2. 疗效的判定标准

（1）治愈：吞咽障碍消失，饮水试验评定 1 级。

（2）有效：吞咽障碍明显改善，饮水试验评定 2 级。

（3）无效：吞咽障碍改善不显著，饮水试验评定 3 级以上。

何时评估患者吞咽功能最合适？

新入院，进展性卒中患者，责任护士及医生应及时、动态地给予评估。存在吞咽障碍的患者动态观察吞咽障碍的程度，一旦患者吞咽功能恢复，及时调整饮食，减少鼻饲管路留置时间。若患者病情加重，出现意识障碍，此时不能进行吞咽评估试验，防止患者呛咳误吸甚至窒息，其次是患者病情好转，格拉斯哥（GCS）评分大于 12 分时，可进行动态评估。

如何护理吞咽障碍的患者？

临床上，护理人员及时运用洼田饮水试验来评估患者的吞咽功能，当洼田饮水试验为 3 级以上时，及时给予患者鼻饲，防止发生误吸。吞咽障碍患者应先清除口咽分泌物，防止吸入性肺炎。鼻饲时将床头抬高 30°，缓慢注入，注入物温度 38°~40°，量由少到多，浓度由低到高，鼻饲前应抽胃内残留物，当胃内残留液大于 100ml 时，需暂停或减少营养液量。随着吞咽功能的恢复，部分患者可经口进食。食物应黏稠度适宜，不易残留，易于通过食管。最初应选择牛奶、烂粥、蛋羹、菜泥等稠浆状食物，避免过硬、过热及刺激性食物。护士应掌握喂食技巧，以便为患者喂食或对家属进行宣教。进食前先湿润口腔，掌握每一口的食物量，不宜过多或过少。半羹匙开始，根据患者个体情况进行调整。患者吃完一口食物后（完全咽下），再给第二口，连续几次下咽后做空吞咽一次。进食过程中应避免催促患者，且应多鼓励患者，增加其信心。随着病情好转，鼓励患者尽量自己进食。

吞咽困难的患者有哪些注意事项？

1. 进食时的体位可选择坐位或半坐位，禁止平卧进食。使用小而浅的勺子，食物宜选择密度均匀又不易出现呛咳的胶冻状食物，如果冻、香蕉、鸡蛋羹、豆腐等。早期不宜饮水或进食流质食物，禁止使用吸管喝水，以免发生呛咳。

2. 每次进食前，先用棉棒蘸取少许冰水刺激患者咽喉部，诱发患者出现吞咽反射，确定患者有吞咽功能后再进食，尽量把食物放在舌根处以利于患者吞咽。

3. 在进食时，一定要避免残留食物。在下次进食之前，一定要确保口中食物完全咽下，速度不易过快，每次进食时间维持在 30 分钟左右最适宜。

4. 进食期间，若患者发生咳嗽，则应停止进食，让患者休息至少半小时以上再进食。

5. 若发生呛咳，则应立即停止进食，并用手挖出、叩背，或由医护人员使用吸痰管吸出。

第三节　言语障碍

什么是言语障碍?

言语障碍是包括听觉、说话的能力、语言能力等沟通问题的总称。

1.病因　出现语言障碍的原因是由于椎基底动脉血栓形成,各种病因导致的脑干后组脑神经病变及某些疾病,则可导致构音困难形成言语障碍。

2.分类　言语障碍可分为失语症、功能性构音障碍、运动性构音障碍、器质性构音障碍、听力障碍所致的言语障碍、发声障碍、儿童言语发育迟缓。

言语障碍患者如何护理?

1.鼓励患者多说话,及时给予鼓励及表扬,激发患者的积极性。

2.多与患者进行交流,让家属与患者多说一些患者感兴趣的事情,有助于患者语言功能的恢复。

3.循序渐进的与患者进行沟通,要有耐心,应从简单的语言慢慢说,让患者有充分考虑的时间。

4.可用理疗仪器或者手法按摩来协助治疗。

5.患者由于言语障碍,沟通困难,易产生急躁、抑郁、焦虑、悲观等心理状态。首先医护人员应耐心聆听患者的主诉,安慰患者,鼓励患者主动说出自己的需求,这样有利于锻炼患者的言语功能。在疾病初期,医护人员应向患者讲解有关疾病的病因、可能出现的症状及治疗情况等,使患者对于疾病有所了解,可以减轻其紧张、恐惧的心理。也可向患者介绍几例成功治愈的案例,增强其自信心。

如何与言语障碍的患者进行交流?

1.评估患者失语的程度,患者的文化程度及视、听能力。

2.教会患者使用规范化手势语,及时满足患者需求。还可使用图片或提示板,让患者指出或写出需求。

3.使用图片或书写文字等方法与患者交流,交流过程中尽量使用闭合式交流方式与患者进行简单交流,让患者用点头或摇头的方式回答。

4.加强巡视病房,并将呼叫器放于患者可触及的地方。

言语障碍的患者如何训练言语功能?

1. 听理解训练 可选用图片、实物放在桌面上摆放数个相应的训练用具,让患者根据指令进行指认,图片可随患者认知程度增减。

2. 复述训练 让患者随训练者进行复述,根据患者的实际水平可选择语句的长度,一般按单音节词、多音节词、短句、长句的顺序进行训练,要在完全理解的情况下进行复述训练。并注意纠正语音的清晰度。

3. 命名训练 将名词图片放在患者的面前,让患者逐一命名,如果说不出,可给予听觉刺激和视觉刺激。

4. 组句训练 将明细卡片放在患者的面前,加上适当的运动词或者形容词组成词组,如戴帽子、买苹果、红色的衣服等。

5. 阅读训练 将数张图片放在患者面前,然后将字、卡一一呈现给患者,让患者将字卡与相应的图片匹配,训练顺序为单词、短句、长句。如果患者阅读理解水平较高,则可让其阅读短小的文章,然后回答相应的问题,从而训练患者的阅读理解能力。

6. 书写训练 训练书写时要根据患者的实际水平而定,如果患者的书写水平很低,可从抄写开始训练。

第四节 感觉障碍

什么是感觉障碍?

感觉障碍是指机体感受系统对外界刺激不能产生正常的感觉反应。

1. 临床表现

(1)感觉过敏:指对外界刺激的感受性增强,感觉阈值降低,如轻微刺痛引起强烈反应。

(2)感觉减退:指对外界刺激的感受性降低,感觉阈值增高,即大刺激引起小感受,严重时不引起任何感受,即感觉缺失。

(3)感觉倒错:指对外界刺激产生与正常人不同性质或相反性质的异常感觉。如将痛觉误认为触觉,温觉误认为冷觉,非痛性刺激而诱发出疼痛感觉等。

(4)内感性不适(体感异常):指躯体内部产生各种不舒适或难以忍受的感觉,都是异样的感觉,且往往难以表达,如感到体内有牵拉、挤压、撕扯、转动、游走、溢出、流动、虫爬等感觉。其特点是患者不能明确指出体内不适的部位。

2.分类

（1）浅感觉包括痛觉、触觉、温度觉。

（2）深感觉包括运动觉、位置觉、振动觉。

（3）复合感觉包括实体觉、定位觉、两点分辨觉、图形觉。

什么是反射？

1.深反射　肱二头肌腱反射、肱三头肌腱反射、桡骨膜反射、膝反射、踝反射、阵挛反射。

2.浅反射　腹壁反射、提睾反射、肛门反射。

出现感觉障碍时应该注意哪些问题？

1.对有浅感觉障碍的患者，衣服宜柔软，床褥宜轻软、平整；床上不可有锐器；肢体施行保暖时可提高环境温度、增加被褥，但不可用热水袋局部加温，用热水擦浴和冷敷时先用健肢试水温。

2.对有深感觉障碍的患者要提供安全的活动环境，强调不要在黑暗处行走，活动过程中要注意保护；经常观察受压部位的皮肤有无红、肿、渗出、破溃。

3.每天3次用棉絮丝、毛线等刺激触觉；用热水、冷水刺激温度觉；用大头针刺激痛觉。

4.患者日常需要的物品放置在患者手边，便于患者拿取；夜间为患者留床头灯，并将便器放置在伸手即可拿取的地方，如需要下床活动，按呼叫器，请护士协助；护士在评估过程中，将有可能对患者造成伤害的物品放置在远离患者的地方。

感觉障碍的患者如何恢复感觉？

1.浅感觉训练　给予患者不同质地、不同温度、不同性状的物品，让患者触摸鉴别，也可用健侧肢体先感知再用患手辨认。

2.深感觉训练

（1）早期进行良肢位训练：患肢关节负重、手法挤压及本体感觉神经促进技术训练等，使中枢神经系统和外周肌腱、关节感受器得到输入信号。

（2）平衡训练：坐摇椅，训练直立反应，保护性反应。

（3）放置训练：将上肢或下肢保持在一定的空间位置，反复训练直到患者自己能完成这一动作。

3.实体觉训练　指导患者用触觉辨认一种物体，可允许看它，同时让患者用健手和患手触摸，再闭目进行。随后将这些物体放入一个不透明的暗箱，让患者按要求触摸出正确的物体，连续成功后再加入新的物体，检查者可让患者看图片，然后找出与图片相应的物体。

第五节　运动障碍

什么是运动障碍？

运动障碍主要是指自主运动的能力发生障碍，动作不连贯、不能完成或完全不能随意运动。

什么是肌力？

肌力是指肌肉收缩产生的力量，是人体维持姿势和完成动作即一切生理活动所必需的，肌肉、骨骼、神经系统出现病变，都会导致肌力的改变。

1.0 级　肌肉完全麻痹，肌肉完全无收缩力。

2.1 级　肌肉有主动收缩力，但不能带动关节活动，可见肌肉轻微收缩。

3.2 级　可以带动关节水平活动，但不能对抗地心引力，即肢体能在床上平行移动。

4.3 级　能对抗地心引力做主动关节活动，但不能对抗阻力，即肢体可以抬离床面。

5.4 级　能对抗较大的阻力，但比正常者弱。

6.5 级　正常肌力。

什么是肌张力？

肌张力简单地说就是肌细胞相互牵引产生的力量。肌肉静止松弛状态下的紧张度称为肌张力。

肌张力异常是什么样的表现？常见于哪几种疾病？

1. 肌张力降低　肌肉松弛，被活动肢体所遇到的阻力减退，关节活动的范围增大，肌内缺乏膨胀的肌腹和正常的韧性而松弛。肌张力降低常见于肌原性疾病和神经源性疾病。

2. 肌张力增高　表现为肌肉较硬，被动运动阻力增加，关节活动范围缩小，常见于锥体系和锥体外系病变。

什么是共济失调？

任何动作的准确完成需要在动作的不同阶段担任主动、协同、拮抗和固定作用的肌肉密切协调参与，协调运动障碍造成动作不准确、不流畅以致不能顺利完成时，称为共济失调。共济失调主要见于小脑半球或其与额叶皮质间的联系损害、前庭系统病变及深感觉传导路病变。根据病变部位可分为感觉性、前庭性、小脑性和大脑性共济失调。

有以下症状时提示小脑性共济失调、感觉性共济失调。

1.患者出现站立不稳，身体前倾或左右摇晃，当以足尖站立或以足跟站立时，摇晃不稳更为突出，易摔倒等临床症状时，提示小脑性共济失调。

2.患者出现行走缓慢、两腿叉开、左右摇摆、蹒跚如醉，跟膝胫试验阳性，两下肢深部感觉及膝腱、跟腱反射减弱或消失时，提示感觉性共济失调。

第六节　睡眠障碍

什么是睡眠障碍？

睡眠障碍是指患者睡眠时间过少或睡眠质量下降的表现，也是睡眠和觉醒正常节律性交替紊乱的表现。

1.病因

（1）生理因素：现代社会生活的快节奏，学习、生活、工作中的矛盾、挫折或困难，以及夜生活、饮酒等不良生活习惯常引起焦虑、抑郁、紧张、激动。

（2）环境因素：包括居室周围喧闹，室内灯光太强，空气污浊、潮湿，室温过高或过低，居住地的变化，航空旅行时差的变化，日、夜班工作的频繁变动等。

（3）疾病因素：精神疾病，如精神分裂症、躁狂性精神病、药物性精神失常和其他精神异常。神经科疾病，如大脑退行性疾病、老年痴呆症、帕金森病、致命性家族性失眠症。躯体疾病，如各种病症引起的疼痛、呼吸不畅、腹胀、腹泻、尿频、皮肤瘙痒等可导致失眠。

（4）药物因素：各种兴奋剂（如咖啡因、麻黄碱、肾上腺素等）、镇静药、甲状腺素、避孕药、抗心律失常药、糖皮质激素均可引起失眠；睡前抽烟、饮酒、浓茶、咖啡等均可影响睡眠；催眠药的不合理使用而产生的戒断反应也可产生睡眠障碍。

（5）年龄因素：儿童期常见的睡眠状态异常包括梦游、梦话、夜惊、醒梦、遗尿，失眠或入睡困难，扁桃腺肥大的梗阻性睡眠性呼吸暂停，青少年最常见睡眠觉 – 醒周期异常（正常人白天保持觉醒，夜间睡眠的基本规律为睡眠 – 觉醒周期）及睡眠时间延迟；12%~15%的健康老年人主诉有慢性失眠，有内科疾病或精神疾病的老年人估计更高。老年人除了在睡眠生理方面出现与年龄有关的正常改变外，健康问题和用药较多，加之退休后生活方式的改变，均使他们睡眠混乱的风险增大。心胸狭窄、多愁善感、优柔寡断、性格内向胆怯、敏感多疑、主观、自制力差、患得患失的人容易发生睡眠障碍。

2. 临床表现

（1）睡眠量的不正常：可包括两类。一类是睡眠量过度增多，如因各种脑病、内分泌障碍、代谢异常引起的嗜睡状态或昏睡，以及因脑病变引起的发作性睡病。另一类是睡眠量不足的失眠，整夜睡眠时间少于5小时，表现为入睡困难、浅睡、易醒或早醒等。

（2）睡眠中的发作性异常：指在睡眠中出现一些异常行为，如梦游症、梦呓（说梦话）、夜惊、梦魇（做噩梦）、磨牙、不自主笑、肌肉或肢体不自主跳动等。

如何缓解睡眠障碍？

1. 创造良好的睡眠环境，减少白天睡眠及夜间操作，保持大小便正常，禁用或及时停服兴奋交感神经的药物。

2. 增加患者的舒适感，不仅要穿着舒服、被褥也要清洁、无异味，睡前洗脸、刷牙、热水泡足，使患者轻松入眠。

3. 对顽固性失眠和睡眠间断的患者，必要时可给予地西泮，在睡前半小时服用，避免长时间服用，以防产生药物依赖。

4. 在积极治疗的基础上，对有异常心理反应的患者，应做到多关心、体贴，向患者说明发病的原因，减轻心理负担，参加相应的体育活动，欣赏音乐，以改善焦虑、郁闷、抑郁的心理。

第七节　头痛与头晕

什么是头痛？

头痛是临床常见的一种症状，通常将局限于头颅上半部，包括眉弓、耳轮上缘和枕外隆突连线以上部位的疼痛统称为头痛。

1. 病因　头痛的病因繁多，相信每个人都经历过。当过度疲劳、感冒发热，头部受凉的时候都有可能出现头痛的症状。除此以外，还有很多疾病也会引起头痛，这需要大家引起注意，警惕头痛背后的疾病。

（1）感染：颅内感染或身体其他系统急性感染常引发发热性疾病。常引发头痛的颅内感染如脑膜炎、脑膜脑炎、脑炎、脑脓肿、颅内寄生虫感染（如囊虫、包虫）等。急性感染如流行性感冒、肺炎等疾病。

（2）血管病变：蛛网膜下腔出血、脑出血、脑血栓形成、脑栓塞、高血压脑病、脑供血不足、脑血管畸形等。

（3）占位性病变：颅脑肿瘤、颅内转移癌、炎性脱髓鞘假瘤等引起颅内压增高引发的头痛。

（4）头面、颈部神经病变：头面部支配神经痛，如三叉神经、舌咽神经及枕神经痛。头面五官科疾病如眼、耳、鼻和牙疾病所致的头痛。颈椎病及其他颈部疾病引发头颈部疼痛。

（5）全身系统性疾病：高血压病、肺性脑病、中暑等都可引起头痛。

（6）颅脑外伤：如脑震荡、脑挫伤、硬膜下血肿、颅内血肿、脑外伤后遗症。

（7）毒物及药物中毒：如乙醇、一氧化碳、有机磷、药物（如颠茄、水杨酸类）等中毒。

（8）月经期及绝经期头痛。神经症躯体化障碍及癔症性头痛。

2. 头痛的伴随症状　头痛程度有轻有重，头疼时间有长有短。疼痛形式多种多样，常见胀痛、闷痛、撕裂样痛、电击样疼痛、针刺样痛，部分伴有血管搏动感及头部紧箍感，以及恶心、呕吐、头晕等症状。继发性头痛还可伴有其他系统性疾病症状或体征，如感染性疾病常伴有发热，血管病变常伴偏瘫、失语等神经功能缺损症状等。头痛依据程度产生不同危害，病情严重可使患者丧失生活和工作能力。

头痛的临床表现可分为哪几型？

1. 偏头痛　是临床最常见的原发性头痛类型，临床以反复发作的血管性头痛，发作性中重度、搏动样头痛为主要表现，头痛多为偏侧，一般持续4~72小时，可伴有恶心、呕吐。偏头痛的临床表现可分为有先兆偏头痛、无先兆偏头痛和复杂型偏头痛。

偏头痛不等于单侧头痛，有一部分偏头痛的患者也可以是双侧头痛，或者并非每次都是一侧头痛；典型的偏头痛还有以下几种甚至全部症状：头痛发作可持续4~72小时；疼痛程度为中、重度；疼痛性质为搏动性；还可能伴随恶心、呕吐、怕光、怕声等症状；日常活动可加重头痛。

2. 丛集性头痛　是原发性神经血管性头痛之一，其特点为短暂、剧烈和爆炸样的头痛发作，位于一侧眼眶、球后和额颞部，伴有同侧眼球结合膜充血、流泪、鼻塞和（或）霍纳综合征。丛集期持续数周至数月。本病好发于男性，无家族遗传史，是少见的头痛类型。

3. 紧张性头痛　是慢性头痛中最常见的一种，约占头痛患者的40%，主要表现为双侧轻、中度的压迫性或者紧束性的非搏动样头痛，不伴恶心、呕吐。其临床特征为钝痛，头痛位于顶、颞、额及枕部，常伴头顶重压发紧感，并感颈枕部发紧僵硬，转颈时明显，可以伴或不伴头部肌群的痉挛性收缩。很多患者头痛多年未缓解。

如何减缓头痛？

1. 药物镇痛　遵医嘱使用一些镇痛药物。使用镇痛药物时，应根据药物半衰期按时给药，使血药浓度长时间维持在一定水平，在镇痛的同时起到预防作用；倡导口服给药。

2. 物理镇痛　应用冷、热疗法及按摩、推拿等镇痛措施，减轻局部疼痛。

3. 针灸镇痛　根据疼痛的部位，针刺不同的穴位以达到镇痛目的。

4. 经皮神经电刺激疗法　采用电脉冲刺激仪，在疼痛部位或附近置2~4个电极，以微量电流对皮肤进行温和的刺激，使患者有刺痛、颤动和蜂鸣的感觉，达到提高痛阈、缓解疼痛的目的。

5. 心理护理　建立信赖关系，尊重患者对疼痛的反应，减轻心理压力；通过选听音乐、有节律地按摩、深呼吸、指导想象等方法来分散患者的注意力。

6. 促进舒适　提供舒适整洁的病室环境，通过简单的技巧，如帮助患者适当运动、改变姿势、变化体位等使患者感到身心舒适。

7. 健康教育　指导患者学会面对疼痛，掌握减轻或解除疼痛的自理技巧。

头痛的患者需要注意哪些问题？

1. 头痛患者应减少食用巧克力、乳酪、酒、咖啡、茶叶等易诱发疼痛的食物。同时饮食应清淡，忌辛辣刺激、生冷的食物，头痛发作期应禁食火腿、干奶酪、保存过久的野味等食物。

2. 头痛患者应合理安排作息时间，熬夜、贪睡都会引起头痛。注意劳逸结合，避免过重的体力劳动和脑力劳动。

3. 头痛患者对光线的敏感性低于正常范围，阳光、电视画面、采光灯都可能引起头痛发作。

4.有些女性在月经期间会头痛发作或头痛发作次数增多。一些食用避孕药的女性停药后也会出现头痛。

5.头痛发作时，应观察头痛的性质、程度、部位、时间、诱因及其他伴随症状。强烈建议患者记录头痛日记，以便医生更好地了解病情。

什么是头晕、眩晕？

1.**头晕** 是一种常见的脑部功能性障碍，也是临床常见的症状之一，为头昏、头胀、头重脚轻、脑内摇晃、眼花等感觉。头晕可有多种原因引起，最常见于发热性疾病、高血压、脑动脉硬化、颅脑外伤综合征、神经症等。此外，还见于贫血、心律失常、心力衰竭、低血压、药物中毒、尿毒症、哮喘等。抑郁症早期也常有头晕。头晕可单独出现，但常与头痛并发。

2.**眩晕** 是因机体对空间定位障碍而产生的一种动性或位置性错觉。眩晕会出现摇晃感或不稳感，常伴有恶心、呕吐及眼球震颤等症状。

3.**头晕与眩晕的区分** 眩晕仅有摇晃感或不稳感，常伴有恶心、呕吐及眼球震颤等症状。而头晕仅有头重脚轻感，无其他症状。

为什么头晕要做全脑血管造影？

临床上高度怀疑后循环缺血中枢性眩晕时（如椎基底动脉血管狭窄时），需要进一步行全脑血管造影检查以求明确诊断，并予以干预治疗。

什么是良性位置性眩晕？

良性位置性眩晕又称耳石症，是指头部迅速运动至某一特定头位时出现的短暂阵发性发作的眩晕和眼震。

出现什么样的症状可以怀疑是良性位置性眩晕？

良性位置性眩晕的眩晕表现与头位有关，起病突然，开始为持续性眩晕，数天后缓解，转为发作性眩晕。但当头处于某一位置时即出现眩晕，可持续数十秒，转向或反向头位时眩晕可减轻或消失，可见显著眼震。

头晕与良性位置性眩晕的关系？

良性位置性眩晕是指头部迅速运动至某一特定头位时出现的短暂阵发性发作的眩晕和眼震。良性位置性眩晕多发于中年人，女性略多，发病突然，症状的发生常与某种头位或体位变化有关。其表现的眩晕与头位有关，起病突然，开始为持续性眩晕，数天后缓解，转为发作性眩晕。但当头处于某一位置时即出现眩晕，可持续数十秒，转向或反向头位时眩晕可减轻或消失。可见显著眼震，其眩晕持续时间差别很大，发病后多数在几小时或数天内自行缓解或消失。而头晕仅是头重脚轻感，没有其他症状。

第七章　神经系统疾病的检查

第一节　体格检查

如何检查瞳孔？

眼睛中的虹膜呈圆盘状，中间有一个小圆孔，这就是我们所说的瞳孔，也称"瞳仁"。正常的瞳孔呈圆形，双侧等大，位置居中，边缘整齐，直径为3~4mm。检查瞳孔主要有以下方法。

1. **看大小**　观察两侧瞳孔大小是否相等、形状是否等圆、边缘是否整齐、位置是否居中。瞳孔正常为3~4mm，小于2mm为瞳孔缩小，大于5mm为瞳孔散大。

2. **对光反射**

（1）直接对光反射：被检者面对检查者而坐，双眼注视远方。在暗光照明环境中检查者用手电筒光从侧方照向一眼，同时观察被照眼瞳孔的反应情况。正常瞳孔被光照后即缩小，停止照射即散大。分别检查两眼，比较双侧瞳孔反应的程度和速度。

（2）间接对光反射：在暗光照明环境中，用手半遮盖右眼（或左眼）使该眼不受电筒光照射，但能被检查者观察到瞳孔的活动，手电筒直接照射一眼瞳孔时，另眼瞳孔也迅速缩小，分别检查两眼，比较双侧瞳孔反应的程度和速度。

为什么要检查瞳孔？

观察瞳孔大小，正常瞳孔直径在一般光线下约为3mm，双侧对称，随光线的强弱而缩小和扩大。病理情况时，双侧瞳孔扩大，常见于颅内压增高、颠茄类药物中毒；双侧瞳孔缩小，常见于有机磷、吗啡、氯丙嗪等药物中毒；双侧瞳孔大小不等，提示有颅内病变。所以临床上观察瞳孔的变化，对疾病的诊断、治疗和护理有着重要的意义。

1.一侧或两侧瞳孔大小不等，对光反射迟钝或消失，提示患者可能发生脑疝。

2.动眼神经麻痹患者出现上眼睑下垂，有外斜视、复视、瞳孔散大、光反射及调节反射消失，眼球不能向上，向内、向下也受到很大限制。

3.滑车神经麻痹时患者患眼向下、向外运动减弱，出现复视。

巴宾斯基征阳性代表什么？

神经系统病理反射有巴宾斯基征、查多克征、奥本海姆征、戈登征、契夫征、普瑟征、弓达征、霍夫曼征、罗索利莫征。其中最常见的是巴宾斯基征。

巴宾斯基征用竹签轻划患者足底外侧，由足跟向前至小趾跟部转向内侧，正常反应为所有足趾屈曲，阳性反应为踇趾背屈，其余各趾呈扇形展开。巴宾斯基征阳性说明锥体束受到损伤，大脑失去了对脑干和脊髓的抑制而出现的异常反射。

什么是脑膜刺激征？

脑膜刺激征是指软脑膜和蛛网膜的炎症，或蛛网膜下腔出血，使脊神经根受到刺激，导致其支配的肌肉反射性痉挛，从而产生一系列阳性体征，统称脑膜刺激征。

1.颈项强直 患者仰卧，双下肢伸直，检查者轻托患者枕部并使其头部前屈。如颈有抵抗，下颏不能触及胸骨柄，则表明存在颈强直。

2.克尼格征 患者仰卧，检查者托起患者一侧大腿，使髋、膝关节各屈曲约呈90°角，然后一手固定其膝关节，另一手握住足跟，将小腿慢慢上抬，使其被动伸展膝关节。如果患者大腿与小腿间夹角不到135°就产生明显阻力，并伴有大腿后侧及腘窝部疼痛，则为阳性。

3.布鲁斯基津征 患者仰卧，双下肢自然伸直，检查者前屈其颈部时发生双侧膝关节和髋关节一过性屈曲，压迫其双侧颈部引起双臂外展和肘部屈曲，叩击其耻骨联合时出现双下肢屈曲。

什么是霍夫曼征阳性？

霍夫曼征是指检查者以左手握住患者腕上方，使其腕部略背屈，右手示指和中指夹住患者中指第二指节，拇指向下迅速弹刮患者的中指指盖，阳性反应为除中指外其余各指呈屈曲动作。霍夫曼征阳性说明上肢锥体束症（损伤或病变），见于脑血管疾病或者颈椎病变。

什么是指鼻试验?

嘱患者将前臂外旋、伸直,以示指触自己的鼻尖,先慢后快,先睁眼后闭眼,反复上述运动,称指鼻试验。小脑半球病变时患侧指鼻不准,接近鼻尖时动作变慢,并可出现动作性震颤,睁、闭眼无明显差别。

常见的异常步态有哪几种?

1. 痉挛性偏瘫步态。

2. 痉挛性剪式步态。

3. 蹒跚步态:是指步走时步基增宽,左右摇晃,前扑后跌,不能走直线,犹如醉酒者,故又称为"醉汉步态"。蹒跚步态常见于小脑、前庭或深感觉传导路病变。

4. 慌张步态:是指行走时躯干前倾,双上肢缺乏连带动作,步幅小,起步和停步困难,由于躯干重心前移,致患者行走时往前追逐重心,小步加速似慌张不能自制,又称"前冲步态"。慌张步态常见于帕金森病。

5. 肌病步态。

6. 跨阈步态。

第二节　辅助检查

神经系统常见的辅助检查有哪些?

神经系统常见的辅助检查有脑脊液检查、磁共振成像、肌电图检查、心电图、超声检查、脑血流图、脑血管造影、高压氧治疗等。

什么是腰椎穿刺?

1. 适应证

(1)中枢神经系统炎性病变,包括各种原因引起的脑膜炎和脑炎。

(2)临床怀疑蛛网膜下腔出血而头颅 CT 尚不能证实或与脑膜炎等疾病鉴别有困难时。

(3)脑膜癌瘤病的诊断。

（4）中枢神经系统血管炎，脱髓鞘疾病及颅内转移瘤的诊断和鉴别诊断。

（5）脊髓病变和多发性神经根病变的诊断及鉴别诊断。

（6）脊髓造影和鞘内药物治疗等。

（7）怀疑颅内压异常。

（8）有剧烈头痛、昏迷、抽搐或瘫痪等症状和体征而原因不明者。

2. 禁忌证

（1）颅内压升高伴有明显的视盘水肿者和怀疑颅后窝肿瘤者。

（2）穿刺部位有化脓性感染灶或脊椎结核者，脊髓压迫症的脊髓功能已处于即将丧失的临界状态者。

（3）血液系统疾病有出血倾向者，使用肝素等药物导致的出血倾向者，以及血小板 $\leqslant 5000/mm^3$ 者。

（4）开放性颅脑损伤等。

3. 并发症　腰椎穿刺后会出现头痛、出血、感染、脑疝等。

腰椎穿刺术如何护理？

1. 术中

（1）护士需要配合医生维持患者体位，向患者解释腰椎穿刺的重要性。依从性差者，遵医嘱给予镇静药。

（2）密切监测患者意识、面色、呼吸状态等，如出现不适可嘱患者深吸气，维持固定体位，防止断针，如出现异常情况立即通知医生。

（3）压力超过 $200mmH_2O$ 或滴速超过 50 滴 / 分提示颅内压过高，此时不宜放液过快。

2. 术后

（1）指导患者去枕平卧 4~6 小时，告知卧床期间不可抬高头部，可适当转动身体。

（2）观察患者有无头痛、腰背痛、脑疝及感染等穿刺后遗症，穿刺后头痛最常见，多发生在穿刺后 1~7 天，可能为脑脊液放出较多或持续脑脊液外漏导致颅内压降低。应指导患者多饮水，延长卧床休息时间至 24 小时，遵医嘱静脉滴注生理盐水等。

（3）保持穿刺部位纱布干燥，观察有无渗液、渗血，24 小时内不宜淋浴。

什么是脑脊液？

脑脊液（CSF）是存在于脑室及蛛网膜下腔内的一种无色透明液体，对脑和脊髓具有保护、支持和营养等多种功能。

1. 脑脊液压力正常值为 80~180mmH₂O，高于 200mmH₂O 为颅内压升高。

2. 脑脊液中蛋白质正常值为 0.15~0.45g/L，糖正常值为 2.5~4.4mmol/L，氯化物的正常值 120~130mmol/L。

3. 脑脊液颜色：脑脊液的正常颜色为无色透明液体。

（1）红色：提示脑脊液中混有血液，多因蛛网膜下腔出血或脑出血所致。离心后上层为淡红色或黄色，隐血试验阳性。

（2）黄色：见于陈旧性蛛网膜下腔出血及脑出血、椎管梗阻、脑脊髓肿瘤及严重的结核性脑膜炎、重症黄疸。

（3）乳白色：见于化脓性脑膜炎。

（4）褐色或黑色：见于中枢神经系统黑色素瘤等。

什么是磁共振成像检查、脑 CT 检查？

1. 磁共振成像（MRI）　原理基于物理学中的磁共振理论。是利用人体内的氢质子在主磁场和射频场中被激发产生的共振信号经计算机放大、图像处理和重建后得到的磁共振成像。

带有心脏起搏器者、人工金属心脏瓣膜者、神经刺激器者、动脉瘤夹者、肉眼有金属异物、内耳植入、金属假体者、金属假肢、金属关节、体内磁铁性异物者、妊娠者、重度高热者、带有义齿者等禁用。

2. CT　是利用 X 线束围绕身体某一部分做一个断面的扫描，扫描过程中由灵敏的检测器记录下大量信息，经电子计算机高速运算，计算出该断段层面各点 X 线吸收系数值，用不同的灰度等级显示身体横断层的解剖结构。由于人体各部分的组织不一样，脑灰质和脑白质，脑室和脑池的 CT 值也不一样，同样脑瘤、炎症脑积水等病理改变也就可以清晰地显示出来。

3. 区别　MRI 和 CT 是两种截然不同的检查方法。MRI 为磁共振成像，可做横断、矢状、冠状和任意切面的成像，由不同的扫描序列可形成各种图像，对软组织也有较好的分辨力。CT 是由 X 线球管和探测器环绕人体某一部位旋转，所以只能做人体横断面的扫描成像，CT 只能辨别有密度差的组织对软组织分辨力不高。

神经系统疾病的患者可否只做 CT 检查？

神经系统疾病患者不可以只做 CT 检查。CT 属于密度成像，能鉴别出血、钙化或怀疑淋巴瘤，但无法区分脑梗死的新旧病灶，对脑实质或静脉窦的病变无法进行准确区分。CT 对有些部位很难显示结构，需要 MRI 来协助诊断。但是如果患者不能做 MRI，如带有心脏起搏器、人工金属心脏瓣膜等患者，可只做 CT，不做 MRI。

什么是脑血管造影检查？

脑血管造影检查是将含有碘的造影剂通过导管注入脑血管内，使相应的血管系统显影，用以诊断脑血管病变的一种方法。

1. 目的　是利用导管操作技术，在计算机控制的数字减影支持下，对累及神经系统血管内的病变进行诊断和治疗。脑血管造影可以直观地测定血管狭窄程度和范围，观察侧支循环情况。

2. 适应证　脑血管造影检查适用于颅内的血管性病变，如烟雾病的诊断、术前指导、术后效果评价；动静脉畸形、动脉瘤的诊断与介入治疗，急性脑栓塞的溶栓治疗等。

3. 造影前护理

（1）应与患者或家属说明造影的目的、注意事项和造影过程中可能发生的危险和并发症，并让患者或家属签字。

（2）儿童和烦躁不安的患者应遵医嘱给予镇静药。

（3）完善各种实验室检查，如肝肾功能、出凝血时间、凝血酶原时间、碘过敏试验等。

（4）检查穿刺部位，清洁穿刺部位的皮肤，按外科术前要求备皮，并洗澡、更换衣服，造影当天，告知患者尽量穿宽大的病号服，不要穿内衣。

（5）告知患者及其家属术后要卧床休息，提前准备好一次性护理垫及大小便器。

（6）检查前 4 小时禁食、禁水。

（7）造影当天监测患者血压，如有异常及时汇报医生。

4. 造影后护理

（1）告知患者平卧 8 小时，下肢制动 6 小时，卧床期间需加强生活护理。

（2）嘱患者多饮水，以促进造影剂排出。

（3）密切观察患者生命体征变化，发现病情变化及时报告医生。

（4）造影后，2 小时内每 15 分钟观察双侧足背动脉搏动及肢体温度、颜色，注意穿刺部位有无出血和血肿，并详细记录。

（5）造影后穿刺点加用沙袋加压 6~8 小时，24 小时后拆除加压绷带。

（6）造影后告知患者避免用力咳嗽或者用力排便，以免造成穿刺点出血。

脑卒中的患者为什么要常规做心电图和 X 线检查？

1. 发生脑卒中的患者通常也会有心电图异常改变，目前对其发生机制尚有争议。有学者认为，颅内压增高时，患者脑部缺血缺氧加重，自主神经中枢紧张性改变，交感神经与副交感神经活动不平衡，交感神经兴奋性增高，引起儿茶酚胺分泌增强。儿茶酚胺在心肌积聚，造成心肌损害，另外其心电图改变还可能与房钠尿肽的释放有关，所以脑卒中患者要常规检查心电图。

2. 大多数脑卒中患者会有不同程度的吞咽困难，通过 X 线检查可以查看患者肺部情况，以确定患者是否出现误吸，是否发生肺部感染。

什么是肌电图？

1. 肌电图是应用电子学仪器记录肌肉静止或收缩时的电活动，以及应用电刺激检查神经、肌肉兴奋及传导功能的方法。

2. 肌电图是利用电子仪器记录神经、肌肉生物电活动的一项检查，常用于检测脊髓神经根病变和肌源性疾病。

3. 适应证

（1）多发性周围神经病的诊断。

（2）嵌压性周围神经病的诊断。

（3）神经根和神经丛的病变诊断。

（4）前角细胞病变的诊断。

（5）肌病的鉴别诊断及是否合并周围神经病变的诊断。

什么是脑电图？

脑电图是通过脑电图描记仪将脑自身微弱的生物电放大记录成为一种曲线图，以帮助诊断疾病的一种现代辅助检查方法，它对被检查者没有任何创伤。

癫痫、中枢神经系统感染、颅内占位性病变、颅脑损伤、各种原因引起的智能障碍、意识障碍、一氧化碳中毒、酒精中毒、缺氧缺血性脑病、遗传代谢性疾病、其他原因引起的脑功能障碍疾病均可使用脑电图进行检查。

脑卒中的患者为什么要做脑电图检查？

脑血管病急性期 90% 脑电图出现异常，主要是慢波增多，尤其是病灶侧更明显。脑出血时常伴有意识障碍、脑水肿和脑室出血，只有部分轻症患者表现轻度局限性异常。脑梗死发生后数小时就可有局灶性慢波出现，这种改变常在数周后改善或消失，急性缺血性脑血管病损害，以大脑中动脉为最多见，故局灶性改变主要在颞叶，如果短暂性脑缺血发作，在发作期间脑电图可无异常，在发作期一部分脑电图可能出现异常，这类患者较易发生脑梗死。无论脑梗死或轻度脑出血，主要表现为局灶性慢波增多。如果病灶广泛引起脑干受压时，可引起两侧弥漫性慢波，如果病灶小或位置较深，脑电图可无异常。

什么是脑血流图？

脑血流图主要用于检查脑血管的血流供应状况、弹性、紧张度、外周阻力及其调节功能等，凡影响血管功能的疾病均可进行血流图检查。本法主要用于血管神经性头痛、脑动脉硬化、高血压病、颈椎病、偏头痛、自主神经紊乱、眩晕的鉴别诊断、血管扩张与痉挛的诊断、药物疗效观察、病情预后判断等。

脑血管疾病患者为什么要做心理测评？

心理平衡有利于体内的内分泌系统调节正常，能使体内代谢正常，把血管内的有害物质及时排除，及时补充有益的营养成分，从而保护血管，如果经常大喜大悲，受到很大刺激，情绪出现大波动，将会扰乱内分泌系统，导致血管加速老化。所以脑血管疾病患者做心理测评在治疗护理过程中发挥积极的指导作用。

什么是颅内压？

颅内压是指头颅内容物对颅腔壁上的压力，它是由液体静水压和血管张力变动产生的压力两个因素组成，通过生理调节，维持着相对稳定。

为什么要监测颅内压？

1. 利于早期发现颅内伤情变化，及早处理。
2. 指导临床用药。
3. 判断预后。
4. 有助于提高疗效，降低病死率。
5. 成人为 0.7~2.0kPa（70~200 mmH$_2$O），儿童为 0.5~1.0kPa（50~100mmH$_2$O）。

无创颅内压监测过程中需要注意哪些问题？

1. 剃发处发根一定要剃干净，手感光滑。
2. 使用推剪时，推刀要平行皮肤，注意不要刮伤皮肤。

3. 对皮肤上的汗渍、油脂、尘土等污垢一定要清洁干净。

4. 脑部出汗对测量数据有影响，请注意控制室内温度，保持脑部粘贴处的清洁干燥。

5. 监测过程中，患者尽量不要来回翻动，维持一个体位。

6. 有颅内出血倾向者、有脑水肿倾向者、术前已有颅内压增高者，梗死性脑积水者都需要做颅内压监测。一般需连续监测 7 天。

什么是高压氧治疗？

高压氧治疗是将患者置于高于一个大气压的环境里吸入 100% 的氧来治疗疾病的过程。

1. 适应证　一般来说，凡是缺氧、缺血性疾病，或由于缺氧、缺血引起的一系列疾病，高压氧治疗均可取得良好的疗效；某些感染性疾病和自身免疫性疾病，高压氧治疗也能取得较好的疗效。

（1）一氧化碳中毒。

（2）缺血性脑血管病。

（3）脑炎、中毒性脑病。

（4）神经性耳聋。

（5）多发性硬化、脊髓及周围神经外伤。

2. 禁忌证

（1）恶性肿瘤，尤其是已发生者。

（2）出血性疾病，如颅内血肿、椎管或其他部位有活动性出血可能者。

（3）颅内病变诊断不明者。

（4）严重高血压（血压 ≥ 160/95mmHg）、心力衰竭者。

（5）原因不明的高热，急性上呼吸道感染，急、慢性鼻窦炎。

（6）肺部感染、肺气肿、活动性肺结核的患者。

（7）妇女月经期或妊娠期。

（8）有氧中毒和不能耐受高压氧者。

（9）面神经麻痹、面神经炎。

（10）关节炎、关节炎病。

（11）认知功能障碍，如痴呆、阿尔茨海默病。

高压氧治疗之前应做哪些准备？

每次入舱前主动向高压氧舱医务人员反映病情变化，进行必要的观察、检查或治疗；了解高压氧舱内注意事项，严禁携带易燃易爆、电子产品进舱，如有以上物品应交于工作人员保管；单人纯氧舱严禁穿易产生静电、火花的服装入舱；服从医务人员指导，掌握适应高压环境的配合动作；除非紧急情况，一般不宜在饱餐后、酒后及疲劳状态下立即入舱，入舱前排空大小便。

高压氧治疗时有哪些注意事项？

高压氧治疗环境特殊，入舱患者及陪舱人员需进行相关的身体检查；由于氧舱属富氧环境，易燃易爆物品、电子设备严禁携带进舱；为保持舱内空气清新，入舱前尽量排空大小便；在加压过程中，不断做好耳咽管调压动作，治疗时出现任何不适，应及时报告操舱人员；减压过程中胃肠道气体膨胀，可引起腹胀腹痛，患者应注意控制饮食。减压时注意保暖，严禁屏气，避免剧烈咳嗽；结束治疗出舱后如有不适或其他特殊反应，及时与医务人员沟通，以便获得帮助。每次吸氧的时间不宜过长，一般控制在60~90分钟，要采取间接吸氧，避免氧中毒。另外，患者不得将火柴、打火机、易燃、易爆物品带入舱内，不能穿化纤衣物进舱，以免发生火灾。患者进舱前不吃产气多的食物，如豆制品、薯类等。进舱前还应排空大小便。患者要服从医务人员的安排，掌握吸氧的方法。治疗中发现异常，应通过舱内电话与医护人员联系。

高压氧一般治疗多长时间？

高压氧治疗一次共需要2小时，升压25分钟，在两个大气压下吸氧60分钟，中间休息5分钟，减压30分钟，高压氧治疗一般每天1次，一个疗程为10次。

什么是口服葡萄糖耐量试验？

当血糖高于正常值而未达到糖尿病的诊断标准时，需进行口服糖耐量试验（OGTT）。由于该测试是属于口服葡萄糖来增加血糖水平值，当患者已被确诊为糖尿病时不宜做此项试验，所以仅对血糖高于正常值而又未达到诊断糖尿病标准时才进行试验。OGTT主要目的是观察患者空腹及葡萄糖负荷后各时间点血糖的动态变化，了解机体对葡萄糖的利用和耐受情况。其具体的方法：过夜空腹8小时以上，清晨空腹进行，口服溶于250~300ml水内的无水葡萄糖粉75g，糖水在5分钟之内服完。从服糖第一口开始计时，于服糖前和服糖后半小时、1小时、2小时、3小时分别在前臂采血测血糖。试验过程中，受试者不喝茶及咖啡，不吸烟，不做剧烈运动，但也无须绝对卧床。

第八章　神经系统疾病常见的并发症

第一节　高血压

什么是高血压？

高血压是以体循环动脉压升高、周围小动脉阻力增高，同时伴有不同程度的心排血量和血容量增加为主要表现的临床综合征。

1. 病因

（1）遗传因素：约60%的高血压患者有家族史。目前认为是多基因遗传所致，30%~50%的高血压患者有遗传背景。

（2）精神和环境因素：长期的精神紧张、激动、焦虑，受噪声或不良视觉刺激等因素也会引起高血压的发生。

（3）年龄因素：发病率有随着年龄增长而增高的趋势，40岁以上者发病率高。

（4）生活习惯因素：膳食结构不合理，如过多的钠盐、低钾饮食、大量饮酒、摄入过多的饱和脂肪酸均可使血压升高。吸烟可加速动脉粥样硬化的过程，为高血压的危险因素。

（5）药物的影响：避孕药、激素、消炎镇痛药等均可影响血压。

（6）其他因素

1）体重：超重或肥胖是血压升高的重要危险因素。

2）睡眠呼吸暂停低通气综合征：患者50%有高血压病，血压高度与该病病程有关。

2. 高血压的诊断标准　收缩压大于或等于140mmHg和（或）舒张压大于或等于90mmHg，要求不同时间测量血压2次以上，均大于140/90 mmHg。

3. 高血压的分级　目前我国采用国际上统一的标准，即收缩压大于或等于140mmHg和（或）舒张压大于或等于90mmHg即可诊断为高血压，根据血压增高的水平，可将高血压分为1、2、3级。1级高血压：收缩压在140~159mmHg、舒张压在 90~99mmHg；2 级高血压：收缩压在 160~179mmHg、舒张压在 100~109mmHg；3 级高血压：收缩压大于或等于 180mmHg、舒张压大于或等于 110mmHg。

高血压有哪些临床症状？

高血压的症状因人而异。早期可能无症状，或症状不明显，或在精神紧张、情绪激动或劳累后感头晕、头痛、眼花、耳鸣、失眠、乏力、注意力不集中等症状，可能是高级精神功能失调所致。早期血压仅暂时升高，随病程进展血压持续升高，脏器受累。

1. 肾表现 长期高血压致肾小动脉硬化。肾功能减退时，可引起夜尿、多尿、尿中含蛋白、管型及红细胞。高血压可出现氮质血症及尿毒症。

2. 心脏表现 早期，心功能代偿，症状不明显，后期心功能失代偿，发生心力衰竭。

3. 脑部表现 头痛、头晕最为常见。高血压脑部表现多由于情绪激动，过度疲劳，气候变化或停用降压药而诱发，可出现血压急骤升高、剧烈头痛、视力障碍、恶心、呕吐、抽搐、昏迷、一过性偏瘫、失语等表现。

高血压患者在各个方面都要注意，特别是在日常生活中，如果稍有不慎就会出现突发的意外状况，严重的会危及生命。因此，在日常生活中要提前做好预防措施，避免意外发生。

当发生头晕、头痛、头重、头昏、耳鸣、心悸、气喘、鼻出血、球结膜出血、手脚麻木、面色潮红、腰酸背痛及疲乏等，有时还会感到恶心、想吐，均需要警惕高血压的存在。

高血压有哪些常见的护理诊断？

1. 疼痛 与血压升高致头痛有关。
2. 有受伤的危险 与血压增高致头痛、头晕、视物模糊有关。
3. 知识缺乏 与缺乏原发性高血压饮食、药物治疗等方面知识有关。
4. 焦虑 与血压控制不满意有关。
5. 潜在并发症 高血压急症、脑血管意外、心力衰竭、肾衰竭。

服用降压药有哪些注意事项？

1. 应在医生指导下选择合适的降压药，不可盲目选择，并遵医嘱按时服药，不能自行加减药物剂量。

2. 了解服用降压药的不良反应及注意事项，并在服药期间严密观察，必要时咨询医生或者及时就诊，以确保安全用药。

3. 应遵医嘱服药、按时服药，并自测血压观察疗效，不可自行突然停药，有些降压药物突然停药会导致血压或心率"反跳"。

4. 患者应该明白血压应平稳、缓慢地控制，不能因为 2~3 天没有观察到明显的降压效果而否认药物疗效。

5. 服用降压药之后不能吸烟喝酒，因为吸烟喝酒会影响药物的吸收。服药期间禁食辛辣油腻的食物，因为辛辣食物也会影响药物的疗效。

6. 每天至少监测 1 次血压，若遵医嘱正确服用降压药，血压仍然控制不稳，应咨询医生，及时调整药物。

高血压患者健康教育的内容有哪些？

1. 保持心态平衡 减少较强烈的喜、怒、哀、乐等精神刺激，保持轻松愉快的心情。大脑皮质兴奋、抑制平衡，是控制血压升高的重要环节。

2. 休息与运动 做到劳逸结合，避免参加竞争比赛性运动。适量的运动有利于神经中枢功能的调整。保持足够良好的睡眠，避免过度脑力和体力负荷。轻度高血压可以参加正常工作，不要过度劳累，经常进行适当的体育锻炼，如打太极拳、跑步、行走、游泳等慢性活动。

3. 减轻体重 轻度高血压减轻体重可使血压降至正常，肥胖中度高血压患者，可同时行减体重和应用降压药治疗。减轻体重，能改善胰岛素敏感性和高胰岛素血压。其主要措施是控制饮食和增加体育活动。体重减轻的速度以每周 1 公斤为宜（男性身高 –100，女性身高 –105 是标准体重，按千克计算）。

4. 合理饮食 低盐低脂、清淡食物为主高血压患者的饮食，以低盐、清淡、低热量、低胆固醇和低动物脂肪为宜。其目的是维持足够营养的同时，降低血脂水平。少食多餐，不宜过饱，饱餐使血管舒张调节功能降低，引起血压波动；戒烟酒、浓茶、咖啡等刺激性食物。

高血压患者饮食有什么需要注意的？

1. 减少钠盐摄入，每天摄盐低于 6g。限制动物内脏、鱼子、软体动物、贝壳类食物。

2. 少食多餐，不宜过饱，饱餐使血管舒张调节功能降低，引起血压波动。戒烟、酒、浓茶、咖啡等刺激性食物。

3. 多进食清淡、含丰富维生素和植物蛋白饮食，减少饱和脂肪酸、胆固醇及含糖物质的摄入，尽量使用花生油、豆油、菜油等。食用低胆固醇高蛋白饮食，如鱼类、鸡、兔肉等。蛋白质可使脑卒中发生率降低。此外，牛奶，豆浆，不但能补充蛋白质也可补钙。动物内脏、蛋黄、贝壳类海产品含胆固醇多，不宜进食。降低高血压是预防动脉硬化的有效方法，低盐、低脂饮食，动脉硬化上不可忽视。

4. 多进食含维生素多的新鲜蔬菜和水果，少进食含糖多的水果。使用利尿药者，应进含钾高的水果，如橘子、香蕉等。禁吃零食、戒烟、限酒，饮乙醇＜ 20~30g/d（2~3 两）。

5. 自我松弛练习：闭上双眼，放松全身各部位肌肉，尤其是头颈部；调整呼吸，进行自然腹式呼吸，增加潮气量；集中注意力，选择注意对象。每天15~30 分钟，有温和的降压作用。

6. 让患者在医生的指导下，按医嘱服药。告知患者坚持长期用药，降压药不是病因治疗，虽能控制高血压，但不能治愈。需要长期治疗，不能突然停用降压药物，以免引起反跳性血压而导致严重的合并症。并注意服药后的不良反应，如颜面潮红、胃肠不适、直立性低血压、皮疹等。

7. 高血压患者应避免热水浴，防止因血管扩张，而使血压突然下降，发生意外。

高血压患者测量血压应注意哪些问题？

四固定：固定使用同一血压计，采用同一部位，测量固定体位，固定同一时间进行测量。

1. 患者在测血压前 30 分钟不要吸烟，避免饮刺激性的饮料如浓茶、可乐、咖啡等。

2. 患者在测量血压之前避免剧烈运动，剧烈运动后应休息至少 30 分钟后再测量。

3. 应连续测量两次血压取平均值。

如何预防高血压危象？

高血压危象是一种有高度危险性的心血管急危重症，必须得到及时、有效的治疗。凡高血压患者一旦出现血压急骤升高且伴有心、脑、肾等重要器官功能障碍时应即刻到医院就诊，接受专科治疗，防止严重并发症的发生。系统降压治疗、避免过度劳累及精神刺激等预防措施有助于大大减少高血压危象的发生。高血压患者应在日常活动中避免血压突然升高，防止出现高血压危象。防止高血压危象的发生主要应做到以下几个方面。

1. 注意保持情绪的稳定，不仅要避免生气也要避免过于开心，防止由于情绪兴奋、激动而使血压突然升高。

2. 高血压患者在排便时尽量取坐位，切忌排便用力过猛，应屏气排便，防止血压升高。

3. 避免过量饮酒及吸烟，因为烟酒能够快速地刺激到高血压患者的中枢神经，加快心率，进而导致血压升高。

4. 注意正确的用药方式，不可以突然间停用抗高血压药物，更不能随便服用其他药物，因为大部分药物中可能含有促进血压升高的不良药物反应。

脑梗死患者使用降压药应注意哪些问题？

在使用降压药物的过程中，需要每天定时、定体位、定部位、定血压计进行准确测量血压，避免在客观方面造成的误差。同时，要告知患者在使用降压药物过程中应保证连续服药，如果突然停药，造成血压的反弹，有可能造成停药后血压骤然变化，引起其他脑血管或心血管病的发生。且血压下降速度不宜过快，数值不宜过低，避免因突然的血压改变造成脑循环供血不足，诱发新的梗死灶。

高血压患者可以从事哪些体育活动？

高血压患者运动类型要选择有氧运动，要避免在运动中做推、拉、举之类的静力性力量练习或憋气练习，应该选择那些有全身性的、有节奏的、容易放松的项目，如散步、慢跑或长跑、太极拳等，合理运动、健康饮食。

高血压患者每天都要监测血压吗？

1. 血压稳定的情况下，可以 2~3 天监测 1 次，血压平稳及无异常的情况下可以 1 周监测 1 次，这要根据每个患者的情况而定。总的原则是血压不稳的时候要经常监测，一般监测早、中、晚的血压情况，早晨血压能体现晚间睡眠期间的血压情况，中午血压能体现早晨服药后的血压情况，晚上血压能体现白天血压情况，可与早晨血压做对比。

2. 当患者血压短时间内显著升高，出现头痛、胸闷、鼻出血、呕吐、烦躁不安等高血压危象表现时需立即就医。

第二节 高血糖

什么是高血糖?

当空腹（8 小时内无糖及任何含糖食物摄入）血糖高于正常范围，称为高血糖。空腹血糖正常值 3.9~6.1mmol/L，餐后 2 小时血糖高于正常范围 7.8 mmol/L，也可以称为高血糖。

高血糖不是疾病的诊断，只是血糖监测的结果判定，血糖监测是一时性的结果，所以高血糖不是糖尿病。

高血糖临床症状有以下几点。

1. 三多一少：多饮、多尿、多食、体重减少。

2. 皮肤干燥，脱水。

3. 极度口渴。

4. 恶心、呕吐，腹部不适。

5. 食欲缺乏，虚弱无力。

6. 心搏加快，呼吸缓而深。

7. 血糖测试值升高。

8. 尿糖测试呈阳性反应。

口服降糖药有哪些需要注意的问题?

1. 合理用药，按照医生指导剂量服用，不可随意停药。

2. 正确指导患者服药方法，服药时间尽量固定。

3. 服用药物期间要做好血糖监测和记录，避免出现血糖忽高忽低。

4. 合理饮食，限制饮酒。

5. 观察用药后的不良反应及禁忌证。

高血糖患者饮食要注意什么?

1. 均衡饮食 少食多餐，不吃过甜的食物，不吃腥辣的食物，改掉抽烟、饮酒的不良习惯。

2. 主食一般以米、面为主。

3. 蛋白质来源以大豆及其豆制品为好。

4. 尽量不吃或少吃或减少油类摄入，避免高糖、脂肪、高胆固醇食物摄入，多吃高纤维食物。蛋黄和动物内脏应尽量少食或不食，如肝、脑等。

5. 日常生活中以茶为饮品。

使用胰岛素时需要注意什么？

1. 准确用药，正确执行医嘱，按时注射，使用时应注意注射器与胰岛素浓度的匹配。

2. 长、短效和中、短效胰岛素混合使用时，应先抽吸短效胰岛素，再抽吸长效胰岛素，然后混匀，切不可反操作，以免影响其速效性。

3. 胰岛素的保存：未打开的胰岛素放于冰箱 4~8℃冷藏保存，已打开的常温保存，无须放冰箱，应避免过冷、过热、太阳直射、剧烈晃动等。

4. 注射部位的选择和更换：按吸收快慢速度，由腹部—手臂—大腿—臀部的顺序注射。患病期间，不可以随意停止注射胰岛素，并注意监测血糖。

5. 使用胰岛素笔应注意确认是否有足够剂量、药液是否变质，使用前均应更换针头，注射后将针头弃去。

6. 注射后注意观察药物不良反应：低血糖反应、过敏反应、注射部位皮下脂肪萎缩和增生、水肿、视物模糊。

7. 外出旅游携带胰岛素应避免冷、热及反复振荡，不可将胰岛素托运，应随身携带。

8. 使用过的注射器和针头禁忌将针帽重新盖回，应弃在专门盛放尖锐物的容器中。容器装 2/3 满后，盖上盖，密封后贴好标签，放到指定地点。

9. 胰岛素注射部位及吸收快慢顺序为：腹部—手臂—大腿—臀部，每一个注射部位可分为若干个注射区，每次注射在一个区域部位轮换，以避免因不同部位胰岛素吸收不同而造成的血糖波动。

10. 胰岛素的不良反应：高胰岛素血症、胰岛素抗体、低血糖反应、水肿、视物模糊、过敏反应、脂肪营养不良等。

监测血糖有何意义？

1. 晨起血糖代表胰岛素分泌的情况及头一天晚间用药是否可以控制血糖到次日早晨，间接反应在没有应激因素存在的情况下，机体自身的基础胰岛素分泌水平，还可体现降糖药的远期疗效。三餐后血糖监测可以反映控制饮食和服药后的综合治疗效果，便于指导饮食和用药治疗。

2. 三餐前血糖监测可指导患者调整要摄入食物的量和餐前注射胰岛素的量。睡前血糖监测可防止低血糖或清晨空腹高血糖的出现，有助于鉴别晨起高血糖的原因。

血糖监测的重要性有哪些?

1. 鼓励患者参与糖尿病管理。
2. 评估治疗有效性。
3. 及时发现低血糖和高血糖。
4. 利于指导饮食、运动和药物方案的调整。

血糖监测影响因素有哪些?

1. 血糖仪代码与试纸代码不一致。
2. 试纸过期。
3. 操作方法不正确。
4. 采血方法不当。
5. 血糖仪不清洁。
6. 长时间不进行血糖仪校正。
7. 电池电力不足。
8. 其他影响因素：血液中血细胞比容、缺氧状态、吸氧等。

高血糖患者如何进行全方位治疗?

强调早期、长期、综合治疗及治疗方法个体化原则。全方位治疗包括健康教育、饮食治疗、运动锻炼、药物治疗、自我监测及降糖、降压、调脂和改变不良的生活习惯。五架马车是指饮食、运动、药物、监测、教育。

第三节 瘫 痪

什么是瘫痪?

1. 瘫痪是随意运动功能的减低或丧失，是神经系统常见的症状，瘫痪是上、下运动神经元、锥体束及周围神经病变所致。

2. 一侧上、下肢体的瘫痪称偏瘫，常伴有同侧中枢性面瘫和舌瘫。

3. 瘫痪为肢体肌力的减退或丧失。根据瘫痪的性质可分四大类，即上运动神经元性、下运动神经元性、神经肌肉传递障碍性和肌源性瘫痪。按瘫痪程度可分完全性或不完全性瘫痪；按瘫痪时的分布形式可分为偏瘫、单瘫、截瘫、四肢瘫和交叉性瘫等。

1.预防肢体畸形、挛缩，促进功能恢复。

（1）瘫痪肢体要保持功能位置，防止足下垂，可用枕头支撑足掌。

（2）按摩肢体，协助患肢被动运动，每天 1~2 次，活动量逐渐增加，患者运动功能开始恢复时，应鼓励其早期做肢体及躯干的功能锻炼，并给予指导和协助。

2.预防肺部感染：保持室内空气流通，注意保暖，每 2~3 小时翻身拍背 1 次，鼓励患者咳痰，保持呼吸道通畅。

3.安全护理

（1）预防跌伤：瘫痪伴神志不清者，加用床栏。

（2）预防烫伤：应用热水袋时水温不超过 50℃，并加套使用。

（3）预防冻伤：寒冬季节及时采取保暖措施。

4.心理护理：对于瘫痪卧床的患者，心理护理至关重要。应多关心患者，经常与患者沟通，了解其心理状态，及时满足患者的需求。将茶杯、纸巾等物品放在患者能触碰到的地方，鼓励患者做一些力所能及的事情，帮助患者树立战胜疾病的信心。

5.预防压疮：卧床的患者，至少每 2 小时翻身 1 次，密切观察患者的皮肤情况，保持皮肤清洁、床单位整洁干燥。大小便失禁的患者，及时清洗患者会阴部，及时更换被套及床单。骨隆突处可以垫枕头保护，防止压疮。

6.预防胀气及便秘：瘫痪卧床的患者，胃肠道蠕动减慢，容易发生胀气及便秘，吞咽正常的患者，应多食蔬菜，少食牛奶、豆浆等产气的食物，经常按照顺时针的方向给予患者按摩下腹部，预防便秘。如若三天未排便，应及时咨询医生，遵医嘱使用开塞露等通便的药物。

第四节 压疮

什么是压疮？

压疮是指局部组织长时间受压，血液循环障碍，局部持续缺血、缺氧、营养不良而致的软组织溃烂和坏死。以下人群易发生压疮。

1.昏迷、瘫痪者 自主活动丧失，加上长期卧床，身体局部组织长时间受压。

2.老年人 机体活动减少，皮肤松弛干燥、缺乏弹性，皮下脂肪萎缩、变薄，皮肤易损。

3.肥胖者 身体过重使承受部位的压力增大。

4.身体衰弱、营养不良者 受压处缺乏肌肉和脂肪组织的保护。

5.水肿患者 水肿降低了皮肤的抵抗力，水肿患者皮肤较薄，抵抗力弱，受力后易破损。

6.大小便失禁的患者 皮肤经常受到潮湿污物的刺激。

7.石膏固定及肢体制动的患者 翻身和活动受限。

8.发热患者 体温升高可致排汗增多，不及时处理，皮肤经常受到潮湿刺激，容易发生压疮。

9.使用药物镇静的患者 此患者活动减少，易发生压疮。

压疮好发于哪些部位?

压疮多发生于无肌肉包裹或者肌肉层较薄、缺乏脂肪组织保护又经常受压的骨隆突处，并与卧位有密切的联系。

1.仰卧位 好发于枕骨粗隆、肩胛部、肘部、脊椎体隆突处、骶尾部、足跟。

2.侧卧位 好发于耳部、肩峰、肘部、肋骨、髋部，膝关节的内、外侧及内外踝。

3.俯卧位 好发于耳、颊部、肩部、女性乳房、男性生殖器、髂嵴、膝部、足趾。

4.坐位 好发于坐骨结节处。

发生压疮的原因有哪些?

1.力学因素：包括压力、剪切力、摩擦力，三个力共同作用，导致皮肤受压、缺血、缺氧、抵抗力下降而损伤。其中压力是导致压疮最重要的因素。长期卧床或坐轮椅者，局部组织长时间承受超过正常毛细血管压的压迫，致组织缺血坏死而形成压疮。患者在床上活动或坐轮椅时，皮肤受床单或轮椅垫表面的逆行阻力摩擦，以及患者半坐卧位身体下滑时，皮肤与床铺的摩擦力和剪切力的产生，均可引起局部皮肤血液循环障碍而发生压疮。

2.局部潮湿或排泄物刺激：出汗、大小便失禁等使皮肤潮湿，加上尿液和粪便的刺激作用，酸碱度改变，使皮肤表皮的角质层保护能力下降，易发生压疮。

3.全身营养不良或水肿：全身营养不良和水肿的患者皮肤较薄，抵抗力弱，受力后易破损；营养不良的患者皮下脂肪少，肌肉萎缩，一旦受压，局部缺血、缺氧严重而易发生压疮。

4. 受限制的患者，如使用石膏绷带、加压、牵引时，松紧不适宜，衬垫不当，致使局部血液循环不良，组织缺血坏死。

压疮的分期及临床表现是什么？

1. Ⅰ期　皮肤完整，出现红斑，解压后皮肤颜色不能很快恢复正常，还可出现受压局部发白、肿、热，出现硬结或硬块。

2. Ⅱ期　表皮、甚至深及真皮的受压部位皮肤破损。溃疡比较浅表，或表现为水疱。

3. Ⅲ期　全层皮肤受损，包括皮下组织受损或坏死，可延伸至下方筋膜，但不穿透。

4. Ⅳ期　组织广泛受损，组织坏死或损害侵袭至骨骼、肌肉或肌腱组织，同时伴有或不伴有全层皮肤丧失。

5. 可疑深部组织损伤期　表现为皮下软组织受到压力或剪切力的作用，局部皮肤完整，但可出现颜色改变如紫色或褐红色，或导致充血的水疱。与周围组织比较，这些受损区域的软组织可能有疼痛、硬块，有黏液性渗出、潮湿、温度偏高或偏低。

6. 不可分期　表现为全层组织缺失，溃疡底部有腐肉覆盖（黄色、黄褐色、灰色、绿色或褐色）或伤口床有焦痂覆盖（黄褐色、褐色或黑色），此期只有将覆盖的腐肉或焦痂去除，暴露伤口床后，才能确定分期。

如何护理压疮？

1. 对于Ⅰ期压疮患者翻身是预防压疮最经济有效的办法，根据病情 1~2 小时翻身 1 次，患者侧卧背部与床铺的角度以 45º 为宜；半卧位时床头抬高 > 30º，时间 <30 分 / 次。此期受压部位出现暂时性血液循环障碍，组织缺氧，小动脉反应性扩张，局部充血，但皮肤的完整性未破坏，为可逆性改变，如及时去除致病原因，则可阻止压疮的发展。此期可选用透明敷料，即半渗透性敷料或薄的水胶体敷料外贴，贴于骨隆突部位以减少机械摩擦。另外透明膜也有利于观察压疮的变化过程。

2. 对于Ⅱ期压疮，有小水疱的患者不建议挑破，让其自行吸收，大水疱患者应在无菌操作下剪开水疱，用 0.2% 聚维酮碘消毒疮面周围皮肤，再用生理盐水清洗创面。再将治疗性药物涂于压疮面，然后用疮口敷料覆盖创面，2 次 / 天，直至创面干燥结痂。

3. 对Ⅲ、Ⅳ期压疮，治疗的原则是清洁创面，去腐生新，促其愈合，根据伤口情况给予相应处理。

（1）常用的清洁创面溶液有 0.9% 氯化钠溶液，0.02% 呋喃西林，3% 过氧化氢或 1:5000 高锰酸钾等溶液。

（2）按外科换药法处理创面。

（3）合理使用敷料，促进伤口愈合，防止再压疮。清创后，加强换药，直至愈合。

4. 除以上措施外，还应加强患者营养，良好的营养是压疮愈合的重要条件。能经口进食的患者给予高蛋白、高纤维的食物，不能进食的患者，给予鼻饲饮食。

如何预防压疮的发生？

要做到六勤：勤观察、勤翻身、勤按摩、勤擦洗、勤整理、勤更换，日常生活中，可以从以下几个方面进行预防。

1. 避免局部组织长时间受压：经常更换体位，每 2 小时翻身 1 次，必要时 1 小时翻身 1 次，最长不超过 2 小时。翻身时动作要轻柔，避免推、拖、拉等动作，以防止擦伤皮肤。

2. 避免摩擦力和剪切力的作用：保持床单位和衣服的干净整洁、平整；患者半卧位时，注意防止身体下滑；协助患者翻身、更换床单和衣服时，切忌拖、拉、推等动作；使用便器时防擦伤。

3. 避免潮湿、摩擦及排泄物的刺激：保持患者皮肤和床单被服的干燥，对于大小便失禁的患者及时擦洗干净，局部皮肤涂凡士林软膏。对于肥胖的患者，还要注意皮肤褶皱处的清洁，经常检查，保持干燥，防止压疮。

4. 促进局部血液循环和增加营养：维持关节的活动性和肌肉的张力，经常用温水洗浴、擦背，保持皮肤清洁，促进血液循环，鼓励患者进食，摄入足够的蛋白质、维生素、热量，选择易消化的食物。经常检查按摩受压部位，自上而下，压力由轻到重，再由重到轻，切勿擦伤皮肤，受压部位要软枕等，保护受压皮肤。

5. 对于有管路的患者，及时调整各管道对局部的压迫。

脑卒中的患者为什么容易发生压疮？

1. 肢体功能障碍的脑卒中患者，由于活动能力或移动能力的减退与受限，使患者局部皮肤受压时间延长再加上不能及时翻身，加大了发生压疮的风险。

2. 有些脑卒中患者出现吞咽困难，不能及时补充营养，长期导致营养不良，受压处皮肤因此缺乏脂肪组织保护。

3.脑卒中瘫痪的患者，由于长期卧床出汗多，皮肤经常受压、潮湿、加上自行翻身困难，局部组织血供循环障碍等易发生压疮。

第五节　便　秘

什么是便秘？

便秘是临床常见的复杂症状，而不是一种疾病。便秘主要是指排便困难或费力、排便不畅、便次太少、粪便干结且量少。便秘患者可表现为每周排便少于3次，有的虽然每天排便多次，但排便相当费力，每次排便所费时间相当长，排出粪便干结如羊粪且数量少，排便后仍有粪便未排尽的感觉。

长期便秘有哪些危害？

1.便秘损害肝的功能，大便长期积于肠道，有毒物质被重新吸收入肝脏，就会损害到肝功能。长期便秘致使肝的负担加重，体内毒素得不到及时的排出，机体内分泌系统功能异常，激素代谢失调，从而导致皮肤粗糙，无光泽，形成痤疮、色素沉着、颜面色斑等。

2.长期便秘，排便过于用力使肛管黏膜向外突出，静脉回流不畅，久而久之形成痔疮；粪便划破肛门管，形成溃疡与创口，就会形成肛裂。

3.长期便秘的女子肠道可产生一种物质成分可以干扰下丘脑–垂体–卵巢这一系统的功能，妨碍排卵，从而降低生育机会。

4.宿便在肠道内不及时排除，被反复吸收可导致肥胖。

5.长期的便秘可使肠道细菌发酵而产生有毒物质刺激黏膜上皮细胞，导致异形增生，易诱发变异。

6.心脑血管疾病的高龄患者，排便时用力过大，会使血压升高，机体耗氧量增加，很容易诱发脑出血、心绞痛、心肌梗死，甚至危及生命。

7.长期便秘会导致肠癌的发生率增高。

如何解决便秘？

1.重建正常的排便习惯　选择适合自身排便的时间，如晨起或睡前。每天固定时间排便，不随意使用各种缓泻药及灌肠等方法。

2.适当运动　按个人身体状况制订合适自己的活动计划，进行有规律的运动，如散步、做操、游泳等。卧床患者可进行床上活动。

3. 安排合理膳食　多摄取可促进排便的食物和饮料。如多食用新鲜蔬菜、水果等高纤维素食物；每晚睡前取蜂蜜20ml用温水稀释至500ml饮用。晨起空腹饮水500ml都有助于促进肠蠕动，刺激排便反射；或餐前饮用柠檬汁、梅子汁、温开水等可促进排便。保证每天的饮水量在2000ml以上，病情允许的患者可适当食用油脂类的食物。

4. 腹部环形按摩　每天在睡前、起床前用双手重叠沿结肠解剖位置自右向左顺时针方向按摩，可刺激降结肠内的容物向下移动，同时增加腹内压，刺激排便。排便时用指端轻压肛门后端或拳头轻叩腰部也可促进排便。

5. 选择舒适的排便环境　提供舒适隐蔽的排便环境，以及充裕的排便时间。如拉窗帘等，避开查房、治疗护理和探视时间，消除紧张情绪，保持心情舒畅，有利于排便。

6. 选择适宜自己的排便方式　如手术患者提前训练床上使用便器，卧床患者协助采取坐位或抬高床头或选择蹲厕。利用重力作用增加腹内压促进排便。

7. 在医生指导下口服缓泻药物　缓泻药必须在医生指导下选用药物。对老人、儿童应选择作用缓和的泻药如乳果糖等；对慢性便秘患者选择蓖麻油、番泻叶、大黄等。

8. 通过中医配合针灸治疗　可改善和缓解便秘症状。

使用缓泻药有哪些注意事项？

1. 病因不明不用药，首先应尽可能去除导致便秘的原因。

2. 缓泻药只作为应急处理，并在医生指导下选用，不能长期使用，更不能滥用。

脑卒中的患者为什么容易发生便秘？

脑卒中可损害脑的排便中枢，扰乱控制排便反射的交感神经及副交感神经所支配的功能，削弱其对蠕动波的调控及对盆底肌肉和外括约肌的松弛，使患者胃肠蠕动功能减弱，对其直肠壁产生的压力过小，以致不能产生排便反射，从而引起排便功能障碍。脑卒中患者多伴有偏瘫，行动不便，活动量减少，且在脑出血后需卧床休息，长期卧床减弱了胃肠蠕动，导致便秘的发生。

脑卒中的患者为什么不能用力排便？

便秘是脑卒中患者常见的并发症，脑卒中后便秘发生率为30%~60%，这给患者带来痛苦，患者用力排便可使腹压升高，从而致使颅内压升高而诱发脑出血及再梗死，加重病情，造成预后不良，给患者精神和生活上带来极大的负担，甚至危及患者生命。

第六节 其 他

脑梗死患者发生深静脉血栓如何护理？

1. 预防

（1）适当体位：经常采取直立体位是最常用和最有效的措施。对于可以自主坐和站的患者，要鼓励患者每天多次采取坐和站立的体位。不能自主活动的患者，家属可以支撑患者坐在床边，或者摇高床头，给予半坐卧位。对于心肺疾患的患者，采取坐位不仅可以预防深静脉血栓，也有利于降低心脏负担，改善呼吸功能。

（2）适当饮水和补充液体：给予患者足够的水分摄入是必要的预防深静脉血栓的措施，每天饮水至少在 2000ml。

（3）适当肢体活动：适当肢体活动可以通过肌肉泵的作用，促进静脉血流，预防深静脉血栓发生。对于不能自主活动的患者，可以指导家属给予患者肢体被动运动，被动运动的强度应在患者可以接受范围之内。

（4）对于长期卧床的脑梗死患者，加强翻身、叩背。告知患者低盐低脂规律饮食，合理安排作息时间，减少熬夜，戒烟戒酒，保持良好的心情。

2. 护理

（1）急性期嘱患者绝对卧床休息，抬高患侧肢体并制动。

（2）告知患者及其家属禁止按摩、热敷，翻身时动作轻柔，防止栓子脱落。

（3）保护血管，护理人员应提高穿刺技术，缩短扎止血带的时间。禁止从患侧肢体进行静脉输液、采集血液标本或者深静脉置管等。

（4）密切观察患者皮肤颜色及温度的变化，患肢与健侧肢体皮温不能＞3℃。定时测量足背动脉搏动，同时观察有无远端皮肤血液循环障碍。

（5）每班次测量患侧肢体，同时观察肢体肿胀程度。

（6）加强 B 超检查，动态观察患者血栓情况，出现异常及时通知医生。

脑卒中并发下肢深静脉血栓的患者可否进行振动排痰？

根据患者下肢静脉血栓分期选择振动排痰治疗，如急性期内，禁止使用振动排痰，避免栓子脱落，造成肺栓塞等。在急性期过后，根据患者下肢肿胀恢复程度，B超检查查看栓子情况，可开始使用振动排痰仪。开始可以选用低频转速治疗，注意观察患者生命体征、意识变化，如有异常立即停止，如患者可以耐受，可适当增加频率。

如何预防脑卒中患者发生深静脉血栓？

1. 小剂量肝素　具有明确的抗凝作用，在体内体外均能防止血栓形成，但肝素也有引起出血的不良反应。

2. 低分子肝素　是肝素中提取出来的，它的出血倾向较肝素小，目前已广泛应用于临床，并代替肝素成为预防血栓形成的首选药物。

3. 口服抗凝药　主要是香豆素类药物，最常用的为华法林，需注意的是华法林起效时间一般在服药后3~4天。

4. 口服抗血小板药物　最常用的有阿司匹林，通过抑制血小板聚集及释放反应，减少血栓形成的危险性。

5. 间歇性腿部充气压迫法　用充气袋绑缚患者小腿，间歇充气压迫小腿肌肉，能使下肢静脉血流速度加快，从而起到预防血栓的作用。

6. 其他　如静脉内输注低分子右旋糖酐等药物。

预防深静脉血栓形成的药物都是抗凝药物，所以在服用药物期间，一定要告知患者及家属严密观察有无出血倾向，如身上是否出现出血点、牙龈是否出血等现象，当出现上述症状时，应及时就诊。

脑梗死患者鼻饲如何预防误吸？

1. 灌注营养液前应吸尽气道内痰液、分泌物，在鼻饲后1小时内尽量不吸痰，若需翻身、叩背及体位排痰者应在鼻饲前进行，以免因体位、吸痰及其他刺激引起反流及呕吐造成误吸。机械通气患者气囊放气应安排在鼻饲前15分钟进行。操作前应洗手，鼻饲用具清洁消毒，鼻饲现配现用，预防肠道感染。

2. 患者体位：每次注入鼻饲时，摇高床头30°~45°，结束后半小时内，不要搬动患者。半小时后，可以把床头摇低。

3. 鼻饲前护理：每次注食前应准确无误地判断胃管是否在胃内，每次灌注流质饮食前后用适量温开水冲洗管道。操作者调整好"四度"，即温度（38~40℃）、速度（30ml/min）、浓度、床头高度（30°~45°），以患者能耐受为宜。

4. 气管切开、气管内插管患者：对气管切开的患者单靠小容量喂饲或小管径喂饲并不能防止误吸，气管套管上气囊不要充气，套管气囊充气后刺激气管可引起剧烈呛咳。每次鼻饲前均需验证胃管位置正确，应定时吸引，保持呼吸通畅，吸痰管插入不宜过深，以防刺激气管发生呛咳，吸痰动作要轻柔，尽量减少刺激。情况允许时，可在停止鼻饲一段时间后再吸引。

鼻饲患者如何护理?

1. 向患者家属讲解营养状况评估方法与手段。在护士指导下参与膳食、营养液的配制及保存，学习各种器具的应用及鼻饲的具体方法。

2. 密切观察鼻饲后的反应，了解肠道吸收情况。向患者家属讲解常见并发症的预防和应急处理措施，如呕吐、反流、误吸、腹泻、拒食、鼻饲管堵塞、胃管脱出等。

3. 做好口腔护理，避免出现口腔溃疡及感染等；在鼻饲的过程中注意无菌操作。

4. 做好鼻腔清洁，每日在鼻腔内滴入少量液状石蜡，防止鼻黏膜干燥损伤。

5. 每月更换胃管1次，必须由专业护士执行。

脑梗死患者什么情况下可以拔除胃管?

根据患者病情恢复情况，待患者生命体征平稳，二便正常，吞咽困难的患者，洼田饮水试验评估患者吞咽功能至少3级，方可遵医嘱拔除胃管。在拔除胃管之前，先鼓励患者经口进食，少量多餐，缓慢进食，食物以软烂、易消化为主，若经口进食不出现呛咳，即可考虑拔除胃管。

怎样护理尿失禁的患者?

1. 皮肤护理：经常温水清洗会阴部皮肤，勤换衣裤、床单、尿垫等，保持皮肤清洁干燥，定时按摩受压部位皮肤，防止压疮的发生。

2. 如病情允许，鼓励患者多饮水，以促进排尿反射，预防尿路感染；观察排尿反应，定时使用便器，建立规则的排尿习惯；指导患者进行盆底部肌肉的锻炼，以增加控制排尿的能力。

3. 对于长期尿失禁的患者，可以给予患者留置尿管，避免尿液长期刺激皮肤，引起皮肤破损或者压疮。

4. 心理护理：尊重和理解患者，给予患者安慰，并引导和鼓励患者，使其树立信心，积极配合治疗和护理。

如何护理留置尿管的患者？

1. 保持引流通畅，避免引流管受压、扭曲、阻塞，防止逆行感染。

2. 定时更换集尿袋，集尿袋引流管位置低于耻骨联合，根据尿管材质按时更换导尿管。

3. 鼓励患者多饮水和进行适当的活动，以减少尿路感染的机会，预防尿路结石的形成。

4. 保持尿道口清洁，每天 1~2 次用消毒液棉球擦拭外阴及尿道口。

5. 协助患者更换卧位，发现尿液浑浊、沉淀、有结晶时应做膀胱冲洗。

6. 每周做尿常规检查，必要时留取尿培养。

7. 定时采用间歇性引流夹管方式训练膀胱功能。

留置尿管的脑梗死患者如何训练膀胱功能？

患者在留置尿管期间，膀胱是处于空虚状态，在拔尿管之前进行膀胱功能训练，可以训练膀胱的收缩舒张功能，避免拔除尿管后出现尿潴留现象。

训练膀胱功能的具体措施有以下几点。

（1）采用间歇性引流夹管方式夹闭尿管，等患者有尿意或定时 2~4 小时开放尿管，排尽后再次夹闭尿管以锻炼膀胱的舒张收缩功能。

（2）盆底肌训练：患者平卧于床，做肛门的收缩和放松运动，每次保持收缩 ≥ 3 秒后放松 10 秒后再收缩，每组 5 次，每天练习数次，以不感觉疲劳为宜。

（3）训练卧位后抬臀动作。单桥运动：让患者伸展健腿或将其放于患膝上，使患侧下肢支撑将臀部抬高，并保持一会儿反复做此动作。双桥运动：仰卧位，上肢放于体侧，双下肢屈髋屈膝，双足踏床面，伸髋并抬高臀部，维持此姿势数秒后，再缓慢放下，以不感觉疲乏为度。

医护人员应早期开展和推广膀胱功能训练，让患者和家属取得足够的重视，加强膀胱管理，改善生活质量，使患者得到最大程度的身心康复，帮助患者建立排尿反射，减少给家庭和社会带来的负担。

脑梗死留置尿管患者出院后如何护理？

1. 保持导尿管通畅，避免扭曲折叠，不要过分牵拉尿管。

2. 尽量多饮水，每天不少于 2000ml。

3. 每天用温水进行擦拭尿道口 1~2 次。

4. 患者可淋浴，不可盆浴，淋浴后用聚维酮碘擦拭尿道口。

5. 尿袋里尿液及时倾倒，集尿袋引流管位置应始终低于耻骨联合。

6. 尿袋每隔 2~3 天更换，导尿管每隔 2 周更换 1 次，更换尿袋时，请注意无菌操作。

7. 需要立即就诊的情况有：发现尿管阻塞，如果挤压导尿管接口处或换尿袋仍不通时；如若尿液中出现絮状物或者血尿时；如若尿管脱出时；如患者感觉尿道不适、尿液引流不尽或下腹痛，甚至有时尿液从导尿管周围流出时。

给予机械通气患者吸痰时应注意哪些问题？

1. 对于意识清醒的患者，吸痰前，应向患者做好解释，以取得患者的配合。

2. 吸痰前，应给予患者翻身叩背，使痰液松动。

3. 吸痰前后，应给予患者 100% 的氧吸入，必要时手法过度深呼吸 3~5 次。

4. 吸痰时严格遵守无菌操作原则，戴无菌手套，先吸气道处的痰液，再吸口鼻腔的痰液，绝对禁止用吸引口鼻腔的吸痰管吸引气道。

5. 调节适当的负压，吸引负压一般不应超过 200cmHg（19.6kPa）。插入吸痰管时不可使用负压。

6. 选择合适的吸痰管：吸痰管外径不应超过气管导管或套管内径的 1/2。

7. 每次吸引时间不能超过 15 秒。

8. 吸痰时应严密监测患者的心率、呼吸、血氧饱和度，以及面色、口唇颜色等。如出现血氧饱和度下降或面色、口唇发白，应立即停止吸痰。

9. 加强气道湿化：如痰液黏稠，应在吸痰之前给予患者雾化吸入或加强气道湿化。

有哪些原因会导致中心静脉压升高或者降低？

中心静脉压（CVP）是指胸腔内上、下腔静脉近右心房处的压力。

正常值为 5~12cmH$_2$O（0.49~1.18kPa）。

1. 升高的原因　右心功能低下、右心及全心衰竭、心源性休克；肺动脉高压、右心室流出道狭窄、肺水肿等循环阻力升高的情况；心脏压塞、胸腔内压力升高、血气胸等；使用较强的收缩血管药物；患者出现躁动、咳嗽时测得中心静脉压也会升高。

2. 降低的原因　血容量不足，如大失血；应用血管扩张药物；应用镇静药物。

参考文献

陈星．2016．早期膀胱功能训练对脑卒中后尿失禁患者的临床观察．医学理论与实践，29（21）：3004-3005.

陈立典．2012．康复护理．北京：中国中医药出版社．

陈劲梅，李红梅，范红．2014．脑血管造影术患者围手术期的护理体会．航空航天医学杂志，25（1）：92-93.

樊双义，刘素刚．2016．中毒性神经系统损害诊断治疗．北京：人民军医出版社．

黄如训，苏镇培．2001．脑卒中．北京：人民卫生出版社．

况娅．2016．高血压危象的治疗进展及预防措施研究．中西医结合心血管病杂志，4（17）：20-21.

卢德宏，付永娟．2015．常见缺血性脑卒中发病机制和病理学特点．中国现代神经疾病杂志，15（2）：87.

刘芳，王玲．2010．神经内科危重病例护理分析．北京：科学技术文献出版社．

刘卫华，殷素华．2010．脑卒中患者言语障碍的康复训练及护理．当代医学，16（3）：114-115.

刘彩云．2010．急性下肢深静脉血栓的护理．吉林医学，31（6）：797.

李思惠，王洁，闫丽丽，等．2010．中毒性周围神经病及其治疗现状．职业卫生与应急救援，28（4）：171-174.

凌卫仙，欧小凡．2013．脑卒中患者吞咽障碍评估和营养支持护理体会．护士进修杂志，28（12）：1126-1127.

闵叶平．2015．酒精中毒病人急救护理要点与体会．全科护理，13（2）：149-151.

缪中荣．2015．漫画脑卒中．北京：人民卫生出版社．

潘树义，吕燕，李航，等．2014．中、美、欧高压氧治疗临床策略解读．转化医学杂志，3（5）：269-273.

齐志华，吴东云．2010．全脑血管造影术52例的护理．中国误诊学杂志，12（32）：67-68.

王安民．2010．康复护理．北京：人民军医出版社．

吴江．2010．神经病学．第2版．北京：人民卫生出版社．

吴军，何为，朱濒．2014．颅内压无创监测研究进展．生物医学工程学杂志，31（2）：458-461．

许彩云．2011．压疮护理研究新进展．临床护理杂志，10（6）：50-53．

胥方元，郭声敏，鞠梅．2014．康复护理学．北京：北京大学医学出版社．

熊利泽．2014．患者的十万个为什么．西安：第四军医大学出版社．

杨莘．2012．神经内科临床护理思维与实践．北京：人民卫生出版社．

张敬，朱华清，胡迎娣．2011，脑卒中患者下肢深静脉血栓预防及护理体会．中国实用医学，6（16）：203-204．

张建薇，葛兆霞，杨艳．2013．老年患者便秘的影响因素分析与护理．护士进修杂志，28（9）：800-801．

周玉洁，杨美玲，张洪军．2014．压疮分期及其护理进展．中国护理管理，14（7）：683-686．

周宏珍，石红梅．2016．神经内科护理细节问答全书．北京：化学工业出版社．

周丽琴．2009．脑卒中后吞咽障碍的评估及营养支持治疗．中国误诊学杂志，9（11）：2538-2539．

周染云．2015．常见临床症状护理．北京：人民军医出版社．